交界译丛

避孕简史

Contraception
A Concise History

〔美〕唐娜·J. 德鲁克 著
小 庄 译

商務印書館
始于1897
The Commercial Press

Contraception: A Concise History by Donna J. Drucker

Cambridge, MA: MIT Press, 2020

中文版译自麻省理工学院出版社2020年版

中译本序言

1912年，美国女性社会活动家、被誉为现代节育运动开创者的玛格丽特·桑格在左翼报纸《纽约号召》（*New York Call*）上发表了一系列性教育专栏，四年后集结成册，以书名《每个女孩都应该知道的事情》（*What Every Girl Should Know*）出版。这本书梳理了关于女性的生理发育、生殖健康以及性传播疾病方面的许多知识，提出了针对性的意见。桑格受过良好的教育，并且有在医院当实习护士的经验，即便隔着一个多世纪去读她写的这本书，我也依然觉得它在事实陈述和观点表达上不失严谨，让人获益匪浅。

谈论女性近百年来为争取生育自主而斗争的这段历史，玛格丽特·桑格是一个绕不过去的标志性人物。早年，她以文字的形式传播信息，去帮助那些因意外怀孕而陷入人生困境的女性，后来更是落到实处，效仿荷兰女医生阿莱塔·雅各布斯的做法，于1916年在布鲁克林开设了美国第一家节育诊所，为需要的女性提供隔膜类避孕药具。桑格因此举反复被捕，但性格刚毅的她一不做二不休，以绝食、上诉等各种方式抗争，数年后还成立了美国计划生育联盟。第一次世界大战后，桑格带着她的节育理念访问了一些东方国家，甚至来过中国，和作家赛珍珠一起在上海也成立了节育诊所。

玛格丽特·桑格1923年在纽约成立了第一家合法诊所，命名为“生育控制临床研究局”（BCCRB），曾牵涉入历史上著名的“美国诉一包日本子宫托案”。1932 年 6 月，在桑格的示意下，生育控制临床研究局的汉娜·斯通（Hannah Stone）医生从日本大阪某家医院的院长小山荣江（Sakae Koyama）那里订购了对方发明的一种避孕用子宫托。货物抵达美国后，被海关根据1930年关税法第305条予以扣押和没收，该条法案依据《康斯托克法》（1873年）设定，禁止在美国境内制造、分销和销售淫秽物品。接下去的三年多时间，桑格和她的律师莫里斯·厄恩斯特（Morris Ernst）进行了反复的申诉，终于在1936年胜诉，法院裁定，关税法第 305 条不能用于拦截来自医生的货物。这被视为避孕史上的一次伟大胜利。

在推广节育措施的那些年里，玛格丽特·桑格争取到了越来越多支持者，但仇视、抨击她的也大有人在，毕竟，她所生活的时代，是一个宗教、传统观念至上，视避孕用品为淫秽物的时代，更是一个绝大多数女性毫无身体自主权的时代。对于那些陈旧世界里的反对者，桑格一生中最漂亮的一击，是和另一位女性权利斗争者、慈善家凯瑟琳·麦考密克合作，资助被哈佛大学开除的生物学家格雷戈里·平卡斯，开发出了以孕激素为基础的短效避孕药。这种在英文中直接被称为“The Pill”的粉色小片剂，于1960年获得美国食品药品监督管理局（FDA）的批准得以上市，尽管一开始遭到各种质疑，但时至今日，不可否认的是它已经成为地球上最主流的避孕药具之一。在某些描述中，它“犹如神话一般”地横空出世，实现了女人们千百年来的梦想，那就是从此以后可以免受意外怀孕之灾，自己掌握怀孕的时机。

生活在21世纪的我们，随意走进一家药店，就能找到这种药片，或随意走进一家便利店，就能买下乳胶型或聚氨酯型的安全套，以确保不用在性生活之余担惊受怕，都是因为我们的身前，站着像雅各布斯、桑格、麦考密克这样一些先行者。她们的事迹值得被深刻铭记，唐娜·J.德鲁克写下《避孕简史》，正是按时间顺序向读者呈现了人类避孕运动、避孕技术、避孕理念发展的历程中，那些关键的推手和事件节点。我认为桑格当年的书名——每个女孩都应该知道的事情——也值得作为这本《避孕简史》的宣传语，每个女孩，包括每个女人，都应该知道围绕着我们的一部分身体权利，曾有过怎样一些无畏斗争。

以及，还有那些必须坚持下去的继续斗争。

十多年前，我去加拿大参加某个医学科学传播方面的会议。有一天，在讨论中，有人展示了一件橡胶制品，那是我第一次看见女用避孕套——它比常见的安全套即男用避孕套要大一些，上下各带着一个圈，顶端的圈用来帮助置入，底端的圈用来固定。我想象了一下，它的使用步骤要麻烦得多，带来的不适感也要大得多，所以我第一反应是，谁会用这么个不好使的玩意儿呢？但那位向我们出示它的同行很快就让我意识到了自己太天真，她说，在某些地区，或者某些情况下，当女性没有办法要求男性戴套的时候，剩下的唯一选择就只有用这个保护自己。

剩下的唯一选择，这是我那天听到的最为悲壮的一句描述，因为它背后的真实在于——女性，是人类性活动所带来的生育风险的最终承担者。这也是为什么千百年来，把各种奇怪的、难以忍受的，且可能低效的避孕措施用在身上的几乎都是女人，《避孕简史》中便介绍了其中种种，比如：具有刺激和不洁感的栓剂和冲洗液；比女用避孕套还要不好使的子宫托和隔膜，引起出血、疼痛的宫内节育器……我们需要认识到，所有现行避孕药具从生育健康角度而言，在选择上并不够完善。即便被盛誉的短效避孕药也有相当一部分女性不适用，她们无法克服因激素波动而导致的不良效应。而另一方面，男性避孕药则迟迟难以面世，尽管研究人员提出了不少方案，迄今没有一例能获得成功。2008年至2012年，一项同样是通过调节激素的思路来降低精子产量的避孕疫苗研究，因男性被试的抱怨而叫停。

最近我听到的消息是，一种旨在影响精子活动相关蛋白可溶性腺苷酸环化酶（sAC）的抑制剂刚刚完成了动物试验，有望进入一期人体试验。这种非激素导向的避孕药剂，其真实效果如何？只能说拭目以待吧，希望不是下一个狼来了的故事。

2022年3月，联合国性与生殖健康机构人口基金（UNFPA）发布了《2022年世界人口状况》，其中指出：2015年至2019年间，全球每年1.21亿人次的怀孕中，几乎一半是意外怀孕；约2.57亿想要避免怀孕的女性出于诸多原因未使用安全、现代的避孕方法；将近1/4的女性无法对性行为说不；在一些极端紧急情况下，如发生战争，女性将在无法获得避孕药具的同时面临性暴力危险。这样一份报告提醒着所有人，《避孕简史》所述的过去与现在，仍将延伸至我们的将来，玛格丽特·桑格们的抗争，仍将指引着我们的抗争。在科学与技术的不断探索之外，搭建出真实可行的社会行为框架，才是最根本的生育健康保障。

小　庄

2023年3月21日

目　录

前　言　1

致　谢　3

第一章　避孕为何?　7

第二章　口服避孕药之前的避孕方法　21

第三章　避孕药及其后来者　71

第四章　避孕药出现之后的非激素避孕　95

第五章　生育公正框架下的避孕措施　137

第六章　避孕的未来　161

词汇表　185

注　释　191

参考文献　221

延伸阅读　249

索　引　251

前　言

本书涉及用于防止受孕的机械、化学、药物和行为方法，它们在受精卵植入子宫前的一段时间，或带有射精的性交后大约一到两周内起作用。避孕和闭经调节之间的界限并不总是清晰的，尤其是在20世纪20年代以前，医学尚未确认女性生殖周期中的排卵时间。在胎动之前终止妊娠，通常被认为是月经调节的一个方面，而非堕胎。因此，第二章中描述的一些草药方法可能是作为调经剂或早期流产药使用，而非避孕药。

确定怀孕后，堕胎——作为终止怀孕的系列技术过程的一部分——是生育健康和公正的一个关键要素，但本书并未涵盖这一点。鉴于其巨大的医学、历史和法律复杂性，堕胎应该有单独的一本书去阐述。

与生育史领域的其他书籍一样，本书必须平衡“女性”和“男性”作为具有特定历史意义的人格类别的相关性，以及跨性别和非二元个体的必要纳入，这些个体怀孕或使他人受孕的能力可能与其性别身份无关。当需要讨论自我认同为女性和自我认同为男性的个体在过去的特定经历时，我会使用性别术语，并尽可能使用中性术语。

和**避孕**这个词相对的，还有**生育控制**这个词。**生育控制**指的是在受孕和婴儿出生之间使用的任何技术或技术过程，它贯穿始终。只有当个人或组织自身在一定历史背景下使用过**生育控制**一词时，本书才会在相关叙述中使用。

最后，本书并非选择避孕用具或操作的指南，如有需要，请咨询保健医生获取建议。

致 谢

xi

虽然这本书的封面上只有一个人名，但它的诞生过程得到过很多人的帮助。

麻省理工学院出版社的策划编辑凯蒂·赫尔克在宾夕法尼亚州费城举行的技术史学会2017年大会上首次建议我为本系列撰稿。感谢她的激励。

感谢希瑟·蒙罗·普雷斯科特和本书早期版本的两位匿名读者提出的有益建议。也感谢美国史密森国家历史博物馆莱梅尔森发明与创新研究中心颁发的2017年“旅行收藏奖”，使我找了帕克、戴维斯的目录和本书的许多插图。该博物馆的参考资料管理员吉姆·罗恩及医学和科学部副主任兼副馆长黛安·温特慷慨地提供了他们的时间和建议。同样感谢新英格兰研究奖学金联合会提供的旅行资助，支持我在史密斯学院、弗朗西斯·A.康德威医学图书馆医学史中心、阿瑟和伊丽莎白·施莱辛格美国女性史图书馆找到更多资料。

xii

本书得益于2018年7月在苏格兰格拉斯哥举行的“生育健康与性健康行动，约1960年至今”研讨会上与劳拉·凯利、杰西·奥尔辛科·格林以及听众们的对话。我还要感谢杰西卡·博尔奇、米歇尔·伊根、普林斯·古玛、阿拉娜·哈里斯、丽贝卡·霍德斯、克莱尔·L.琼斯、米里亚姆·克莱姆、凯特·洛、卡罗琳·赫布斯特·刘易斯、丽兹·麦克马洪、亚历杭德拉·奥索里奥、露西亚·波齐、卡罗琳·鲁斯特霍尔兹和劳拉·安·特瓦吉拉与我分享他们的工作、原创的想法和思考。保罗·马登在北爱尔兰河磨坊作家休养所的周到款待，让我在一段紧张的创作期中得以坚持。

我的朋友和家人托拜厄斯·波尔、米歇尔·坎贝尔、凯特·科斯特洛、米歇尔·坎宁安·旺德尔、斯特凡·格拉茨、凯拉·杰米森、科琳娜·诺里克·吕尔、克拉克·A.波默洛、查尔斯·彼得斯、劳拉·斯蒂芬和凯蒂·沃森，以及我的导师克里斯托夫·梅克尔巴赫，在本书的研究和写作过程中一直支持我。我无法奢求还能有比唐纳德·S.和黛安·K.德鲁克、艾伦和阿德里安·德鲁克、查尔斯和贝蒂·沃森更有爱的父母和亲人。

本书献给我最好的伙伴马克·A.普莱斯，以表怀念。

1

第一章　避孕为何？

1

任何参与有可能发生精卵接触的性活动的人，都会关心有关控制、择时或避免怀孕的话题。避孕史很重要，因为有史以来，无论是为了预防还是促进怀孕，控制生育都是一个关注点[1]。了解这段历史，有助于了解那些科学家、制造商、政府官员、分销商、销售人员和活动人士，正是这些人为今天使用的各种避孕技术铺平了道路。此外，本书还为读者提供现今有关其自身生育生活、避孕药具的使用及决策过程的历史背景。

本书对避孕史的阐述，还被放置在一个更广阔的背景之下：人口控制、优生学（包括非自愿绝育）、种族主义者和阶级歧视者对生育控制的限制，以及人们在性生活和生育生活中对技术方法的接受度。各种技术方法被接受或

2

拒绝的原因可能五花八门，包括心理健康（性欲或欲望的丧失）、身体健康（出血量增多或少量出血）和过敏（如乳胶）。此外，那些有严格的宗教或道德信仰的人，如恪守罗马天主教禁止技术避孕的人，和避免对身体进行激素或技术改造的人，都赞成择时避孕法，其中包括体外射精。不过，这部分人当中有一些可能接受使用外部技术，如温度计和受孕率计算器，以避免更多具有侵入性或引起道德反感的内置技术。其他一些人可能在伴侣在场或不在场的情况下使用性玩具或玩偶等技术，以完全避免精卵接触。研究是否使用避孕方法背后的原因，有助于阐明人类-技术互动史上更广泛的主题。

本书还提出了更广泛的问题，不仅涉及个人与技术的关系，还涉及避孕药具在地方、国家和国际政治中发挥作用的方式。从美国的《康斯托克法》到爱尔兰的《刑法修正案》，法律和政策将继续影响人们的个人生活、生计和决策。法律和法规规定了避孕药具的知识产权（如杀精剂的化学成分）、制造标准、动物和人体试验、有关广告、销售和分销的法律要求，以及销售许可的条件，如年龄限制或处方要求。国家或地方政策可能会迫使人们进行非自

3

愿的绝育、宫内节育器或激素植入，以便进行“人口控制”，就像1975年至1977年印度紧急状态期间发生的状况。一个国家或民族是否存在合法的避孕药具，是其对女性权利和人类权利的承诺象征——换言之，是其对生育公正的承诺象征。

本书是一部避孕技术的历史，从1882年荷兰阿姆斯特丹第一家节育诊所开业开始讲述，直至现今。书中追溯了今昔向公众宣传和销售的那些避孕方法，它们是如何被研究、开发、制造、分销和使用的。这些方法在过去和现在都能以处方或非处方的方式获得，供所有性别的人使用。避孕史涉及多种历史的综合，包括技术史、女性和性别史、性和生育史、人口控制研究、法律史和政治史。它需要对很多方面有广泛了解：个人行为和身份的形成、非营利性倡导团体和独立富有的个人倡导者、宗教组织、各级政府政策及其执行，和技术发展、制造、分配以及其他一些因素。在地理位置上，本书的主要重点是美国和西欧，次要重点是加勒比海地区、秘鲁、东欧、撒哈拉以南的非洲、印度和日本。本书借鉴了四个领域的现有学术成果：第一，按年代和时间展开的避孕史；第二，性行为史和性 4

学史；第三，生育史和不育史；第四，女性主义健康和生育公正的历史和理论。本书按时间顺序及发展中的技术类型进行组织。

本书将阿莱塔·雅各布斯节育诊所的开业定为现代避孕时代的开端。当然，安全套、行为方法（禁欲和中断）和草药制剂在1882年之前就存在已久。不过，其诊所的成立，标记着有组织、国际化和系统化的避孕方法的开始，其前提思想是专业医学必须解决女性的避孕需求，橡胶、化学和制药行业也应该投身进来。临床避孕措施的提供标志着一个时刻，即医生开始把预防怀孕当作医学问题来认真对待，也标志着另一个时刻，即医生为并未生病的患者开出使用某种技术的处方。当雅各布斯诊所的消息传开后，它引发了人们对于如何、何时、为何可以隔绝或阻止怀孕，以及由谁来执行的思考。简言之，“控制受孕的时间、手段（‘人工’或‘自然’）和频率，特别是预防受孕，是现代主义生育工程的核心”[2]。

以阿姆斯特丹的雅各布斯诊所成立为开端也有更具体的原因：（1）该诊所让女性可以在丈夫不同意或不知情的情况下获得门辛加隔膜；（2）该诊所建立了一种医疗服

务模式，后为美国和英国的节育诊所效仿；（3）玛格丽特·桑格曾公开强调她试图与雅各布斯联系（后来她成功联系上荷兰的男医生），这既表明她自己的决心，也意味着她对对方专业度的认可。因此，虽然雅各布斯诊所的开业在1894年之前只为相对较少的女性提供了避孕药具，但在倡导者（尤其是桑格和另一位英国倡导者玛丽·C. 斯托普斯）所讲述的避孕历史中具有持续的象征意义。1882年还标志着技术和医学史上另一个明确的时刻：门辛加隔膜是一种由女性控制的方法，由女医生进行安装和分销。这是一项公开标志着女性可以在没有男性干预的情况下开具处方、控制和使用的技术。 6

本书从生育公正和女性主义技术研究的角度审视了避孕药具的历史，并认为，追踪避孕技术的获取、研发以及使用，是衡量一个社会如何重视人的自我和自主权利的外在标准。一种意味着生育公正的方法促使人们在三个政治层面上对避孕药具进行审视：它是否允许任何有能力怀孕的人生育？它是否允许任何有能力怀孕的人避免生育？它是否允许人们在安全健康的环境中抚养孩子[3]？同时，女性主义技术研究方法将避孕药具视为个体层面的物质制品，在评估相关技术时的一个考量是：它是促进还是限制了公平的性别关系[4]？为满足人们不断变化的需求而发展的避孕知识、材料和实践，既支持也推动了生育公正和在女性主义技术上的努力。

主 题

这部避孕史涉及四个主题，它们渗透在过去140年的现代避孕进程中。第一个主题是权力关系：在无论短期性关系还是长期性关系中，谁想要使用并且可以使用避孕措施；谁可以合法选择使用哪种技术；技术的质量如何；技术的价格如何；如何正确使用；以及，何时、何地、以何种频率提供。关系中的性别权力不平等，往往决定了避孕药具的使用和效果，这些关系所处的法律结构和社会环境也产生了同样的影响。在历史上，遍及不同国家、各种文化的社会和法律不平等，都曾允许男性在不论妻子是否同意的情况下和她发生性关系，如果妻子试图在丈夫不知情或不同意的情况下使用避孕措施，丈夫可以扔掉避孕药具或对她施暴。此外，男性反对避孕，目的是在婚内或婚外尽可能多地让女性怀孕（最好能生更多儿子）来证明自己的性能力，无论持续怀孕是否会伤害女性，他们能否负担得起所生小孩的食物、衣服和住房[5]。及至婚姻和性关系中出现更多平等（特别是在20世纪后三分之一段第二次女性主义浪潮之后），再加上法律和社会观念的变化，女性在婚姻关系内外选择和使用避孕措施的权利才得到了确立。

第二个主题是某些避孕方法的持续性。有些方法出现在历史记录中的某一个时间点上，然后以不同形式再次出现，或者经过重新包装以吸引新一代使用者。虽然对避孕方法的理解可能会随着科学的发展而改变，但无论有没有这种精确的理解，其中一些方法都具有显著的持久力。方法的持续性可能说明了它们的有效性、易用性、对不同境况和文化的适应性，以及使用、制造和推广各方在动机上的互补性。例如，根据女性的月经周期（以及在某种程度上的性爱姿势和性爱时长）来确定性爱时间的方法，长期以来一直是许多文化中的一种避孕方法。2017年2月，一款主打生育计时的移动应用程序Natural Cycles在欧洲获得批准，2018年8月，美国食品药品监督管理局（FDA）也批准了该技术。推进美国食品药品监督管理局批准该应用程

8

序及其附带温度计（见第四章）的动力主要来自两方面：不少人出于宗教信仰而持续关注非激素避孕方法，想要避免服用避孕药；从整体生活方式而言，人们对于“自然”的手段越来越青睐[6]。Natural Cycles背后的科学并不新颖，但支持它的移动设备却是新颖的。

第三，尽管某种技术的避孕目的可能被法律或非正式地禁止，但它可用于避孕的同时，也用于某个可接受的目的。例如，自制和商用的阴道冲洗液可以起到避孕作用，但在20世纪初避孕药具被视为非法的地方，它们最常被当作清洁剂和除臭剂销售。女性会从广告的字里行间里领会，自己进行试验，或是从朋友或家人那里得到建议，最终发现冲洗液能当避孕药具使用（尽管效果有限）。避孕通常是一种“伪装技术”：它真正的目的隐藏在众目睽睽之下[7]。

9

第四，很显然，避孕从来都不是一种中性的技术。它可以出于任何原因而使用。它可以是暂时的或永久的，非自愿的或自愿的，自由选择的或由政府或亲密伙伴强制执行的，增强性快感的或剥夺性快感的。举例来说，如果政府认为某些人群在某种程度上“不适合”继续生育，他们避孕从来都不是一种中性的技术。

可能会强迫这些人群进行绝育，特别是出于优生学目的。这些目标可能包括穷人、精神或身体残疾的人，以及犯有性侵或其他罪行的人等。另一方面，富有的、浅肤色的、地位高的女性，她们的生育被认为是有社会价值的，这些人自己想要做绝育手术的话，在生育的孩子达到一定数量之前，往往很难达成心愿。避孕措施的制造、获取、分配和使用，在可行性、目的和意图方面存在并将继续存在很大差异。在一个人的生育生命周期中，有多种避孕方法可供选择，而负担得起、稳定可得、使用无虞、有效安全的情况确实很少见。

11

编　排

这本书是按时间顺序编排的，以19世纪80年代雅各布斯的阿姆斯特丹诊所首次提供隔膜为开端。第二章概述了从那时起直到1960年（正是美国食品药品监督管理局批准口服避孕药为合法的那一年）被采用过的各种避孕药具。这些药具涉及择时和行为方法，如体外射精和定期禁欲；还有化学和草药方法，如商业冲洗剂和杀精凝胶；以及屏障法，如隔膜和安全套。利用文献、口述历史和回忆录中的摘录，书中对这些方法和手段在人们日常生活中所起到的作用进行了深入阐述。其中一些方法按照当代标准是不安全和无效的，已被废弃，而其他可行的方法则在支撑材料的技术方面得到了改进，目前仍卓有成效。

第三章着眼于避孕药及其化学衍生物是如何被开发出来而后传遍全世界的——有时是以为女性提供生育生活服务的名义，有时是以控制人口为目的。书中追溯了第一批激素避孕方法最早在墨西哥、美国大陆和波多黎各等地进行的测试、研究和开发。随着美国境内外都有更多制药公司迅速投入这种药片的生产，现有法律、性别理想和道德标准下形成的性与婚姻关系因它而发生了改变。在避孕药的化学成分被广泛了解之后，制药公司开始试验其他给药形式，并把那些为其他目的而开发的激素制剂改造为避孕药。最具争议的激素方法之一，甲羟孕酮避孕针得普乐，在避孕史上扮演过两个截然不同的角色。首先，在美国，生产这种药物的普强公司与女性主义健康组织和美国食品药品监督管理局进行了长达数十年的斗争，终于在1992年使它获得可用于避孕的批准[8]。其次，20世纪80年代，那些

12

对人口控制感兴趣（有时是出于优生学目的）的发展中国家，向穷人、少数民族或种族以及残疾人（通常免费）提供这种针剂，却并没有向他们提供其副作用的完整信息。这一章结束于“男性避孕药”的研发。

13

第四章讨论了最早出现于第二章里的非激素避孕方法在技术上的变化——随着这些几十年前的旧技术的重新现身，以便为用户提供新的选择，它们的材料、化学成分和给药形式是如何改变的。例如，书中回顾了原本在德英两国以外很少使用的宫颈帽，是如何在20世纪70年代的美国作为口服避孕药替代品而再次出现的，一切归功于女性主义的女性健康运动。此外，它还调查了历史上的一个关键时刻，罗马天主教会在1968年的一份权威宣言中，认同择时避孕法为唯一无罪的避孕方法，这重新激发了人们对该方法的兴趣，导致一些人放弃信仰，也推动另一些人接受了避孕药。

第五章介绍了生育公正的概念，这是一个简单而有力的理论，它构建了21世纪世界范围内的生育行动主义。生育公正包括前述的三个基本原则——生孩子的权利、不生孩子的权利，以及安全健康地养育孩子的权利。因为它是建立在人权原则上的，生育公正为行动主义者们在地区、国家和国际层面开展活动提供了基础。同样，它也为分析过去的生育不公正及展望未来愿景提供了基础。未来，在支持人类全面繁荣的环境下，每个人都可以自行决定要或者不要成为父母。而获得安全的避孕措施，是一个生育公正的世界的要素之一。 14

第六章分为三个部分：第一部分的重点是现有避孕药具必须做出调整的方向，以便所有人——包括超重或肥胖者，以及跨性别者——都能安全有效地使用它们；第二部分涵盖了现今的避孕技术和传播这些技术的新形式，如只配备机器人性工作者的妓院，在那里人们可以与无生命的类人机器发生性关系，它们不会怀孕或传播性病；最后部分审视了当前在避孕方面的世界形势，以及国际卫生组织和制药公司为了支持避孕药具被更多人获得——特别是约2.25亿被剥夺了这一权利的女性——所做出的努力[9]。确保避孕信息和避孕方法人人可得，还有很长一段路要走。只要人类尚有生殖性行为，人们就会继续革新方法来应对受孕和避孕。

2

第二章　口服避孕药之前的避孕方法

15

现代避孕根源于新马尔萨斯主义。托马斯·罗伯特·马尔萨斯在《人口原理》（1798年）一书中提出他的理论：虽然养活人类的资源供给在稳定增长，但人口的扩张速度却高于这些资源的增长速度。周期性的食物短缺和由此导致的饥饿死亡是大自然将人口增长与资源联系起来的方式。战争和疾病也有类似的影响，马尔萨斯称之为“积极抑制”，与“预防抑制”——个人决定实行禁欲、推迟结婚或使用其他手段（如体外射精）来遏制孩子数量——相一致。《人口原理》这本书十分明确地合理化了对穷人和贫困人口不予关怀的做法，它包含了新马尔萨斯主义学说的种子，在19世纪末和20世纪初激励了许多避孕倡导者[1]。

16

新马尔萨斯主义的倡导者抛开了马尔萨斯对人口进行积极抑制的残酷想法，但对预防抑制提出新观点，合理化了避孕信息和避孕物品的分发。对他们来说，预防抑制是为了达到限制后代、推进“人口控制”目标所可以采取的个人行动。在19世纪末，“人口控制”意味着将人口维持在一个稳定水平，限制阶级间的冲突，并帮助人们停止生育不想要的或负担范围以外的孩子。不难看出，这些使用避孕技术的目标——往往是阶级主义、种族主义和家长式的——是如何演变成种种理由，从而将这些技术用于优生学目的。而且，人口控制者也很少提及免于怀孕的担忧与女性的性快感和性满意度增加之间的联系。

因此，尽管直到20世纪20年代末或30年代甚至更晚，在许多国家，出于避孕目的的商品在公开讨论、制造、营销、销售和分销方面都属于非法，但这些商品和行为方法的知识仍然是可以获得的，这依赖于多个因素：获取商品的途径、购买商品的资金、了解如何正确使用它们（通常需要有文化素养或能接触到治疗师、医疗专业人员）、使用它们的动机、伴侣的同意，以及经常违反法律的意愿。以下各节将对19世纪80年代至1960年间使用的方法进行逐

17

一回顾，其中一些方法是免费的，任何人都可以使用，而另一些则只能通过购买获得。

隔膜和宫颈帽

柏林医生弗里德里希·阿道夫·王尔德在1838年论文《女性不育》（*Das weibliche Gebär-unvermögen*）中首次提到了定制的橡胶宫颈帽，但提供给女性使用的可靠且商业化的屏障式避孕方法，则是在1844年美国和英国出现橡胶硫化①后发展起来的[2]。硫化过的橡胶更坚固、更耐热、更具弹性，在它因工业用途被引入世界市场之后，制造商也意识到了它在医疗设备中的用途。19世纪60年代初，美国出现了以“子宫支撑器”为名的橡胶储物袋，用于解决一些女性的妇科问题，如子宫脱垂或倾斜，有人也把它当作避孕屏障来使用，甚至成为一种心照不宣的时尚。实际

① 美国化学家和工程师查尔斯·古德伊尔（Charles Goodyear）在1839年发现了硫黄的加入能使橡胶的性能极大提升。1844年，这项硫化橡胶技术获得了美国专利号并开始投入工业生产。——译者，本书页下注均为译者注，后不另注

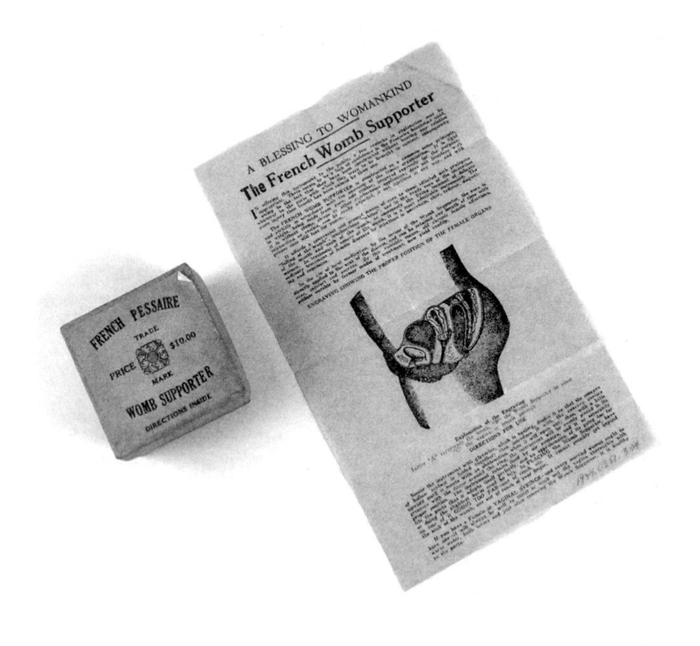

图1　法国佩塞尔品牌的子宫托及其说明书，约19世纪80年代
（来源：华盛顿特区史密森学会美国国家历史博物馆医学和科学馆）

上，由于它中间有一个缓解阴道压力的孔，所以并不能成为有效的避孕措施。

从1882年1月开始，荷兰医生阿莱塔·雅各布斯会给客户提供一种叫作“门辛加隔膜”的避孕技术，也被称为闭塞式子宫托，是一种通过扁平弹簧固定在阴道内宫颈上方的软橡胶屏障。它是以发明者、德国医生W. P. J. 门辛加的名字命名的，此人最初活跃于莱比锡，后来去了弗伦斯堡和布雷斯劳。该用具最终发展为五种不同的尺寸，需要医生进行初步安装，但使用者可以用手指或像窄鞋拔一样的插入器进行置入和取出。19世纪80年代，在德国中部的图林根州，“去弗伦斯堡”成了安置避孕装置的一个流行替代说法[3]。门辛加的工作通过口口相传和他的署名出版物传遍整个欧洲北方地区。雅各布斯自己研究避孕方法时偶然发现了门辛加隔膜，她很可能直接从门辛加本人那里获得了第一批供货[4]。

19

门辛加隔膜（后来被称为“荷兰帽”）和雅各布斯诊所被美国市场所知晓，则是由于活动家玛格丽特·桑格的写作和努力。根据1873年的《康斯托克法》，隔膜在美国是非法的，该法案禁止制造、分销和销售淫秽物品。尽管如此，桑格仍打算找到一种方法来分销。她本想亲自向雅各布斯学习如何安装隔膜，后者在1894年已经关闭了诊所。1915年2月桑格去拜访雅各布，却遭到了拒绝，理由是桑格没有医学学位。最后，桑格从荷兰新马尔萨斯联盟

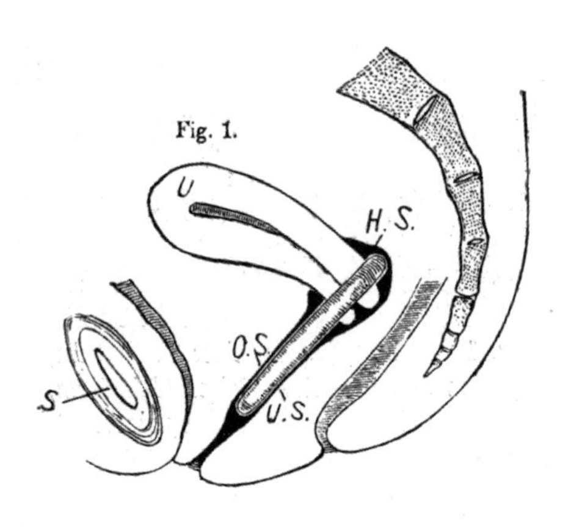

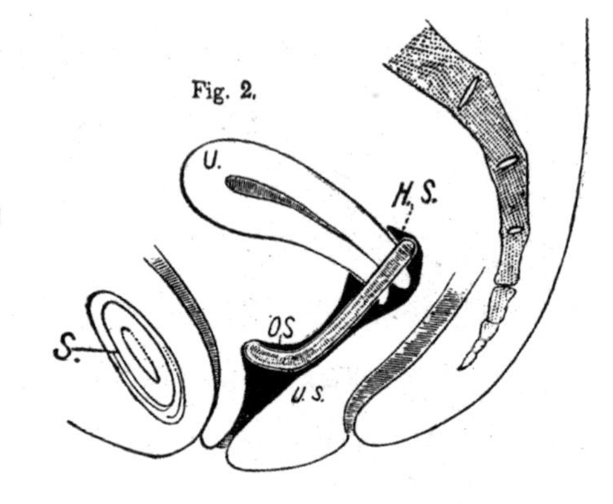

S.=两半骨盆之间的
联合处
US.=下隔膜
U.=子宫
HS.=阴道后孔
OS.= 上隔膜

20

图2　带有金属插入器的德国闭塞式子宫托
仿制的马蒂萨鲁斯（Matrisalus）款子宫托，口号是“为了保护女性！”，
莱比锡，1898年
（来源：美国马萨诸塞州波士顿哈佛大学弗朗西斯·A.康德威图书馆
医学史中心）

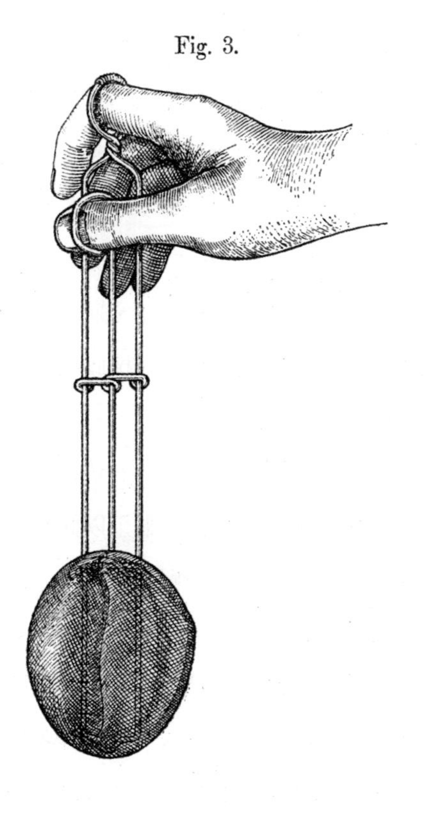

图2（续） 带有金属插入器的德国闭塞式子宫托　　21

的另一名成员约翰内斯·罗格斯那里学到了这项技术，她作为节育员的公开生涯始于1916年10月，当时她在纽约布鲁克林开了一家布朗斯维尔诊所，短暂地运营了一段时间[5]。桑格请凯瑟琳·麦考密克等富人阶层的女性帮忙，非法将隔膜偷运到美国（见第三章），她本人也通过加拿大走私入境，但这种运输方式太不正规，风险极大。1925年，桑格和她的第二任丈夫J. 诺亚·斯利开始资助荷兰兰托斯公司生产隔膜、宫颈帽和其他橡胶制品，供全美各地迅速增长的诊所使用[6]。

22

美国和其他国家的橡胶品制造商认识到了隔膜、宫颈帽和安全套的市场前景，他们着眼于以此来攫取利润。除了隔膜，这些公司还生产宫颈帽，它的尺寸更小，同样由橡胶制成，直接套在宫颈上。有一家成功的安全套产商朱利叶斯·施密德于1923年开始生产隔膜，比荷兰兰托斯公司领先两年进入美国市场。英国节育倡导者玛丽·斯托普斯成立了一家公司，生产她命名为“种族”的系列避孕技术，包括“专业版-种族”的宫颈帽、隔膜和海绵。这个品牌概念来自她的目标——通过向贫困女性分发避孕药具来提升人类种族。1922年，在英国行医多年的澳大利亚妇科医生诺曼·海尔与总部位于伦敦的兰伯茨（道尔斯顿）有限公司合作，生产一种宫颈帽，他会亲自出现在平面广告中，为它做宣传[7]。

23

避孕倡导者们的目标是让隔膜和宫颈帽尽可能被普遍地采用。在德国，人们可以通过《性卫生》杂志订购隔膜和杀精剂。在维也纳，市政资助的诊所和私人诊所都会提供相关咨询、安全套以及宫颈帽安装。玛格丽特·桑格于1922年2月和3月访问东京，之后日本的诊所便开始提供隔膜了。在南非，私人医生可以为女性开出隔膜处方，这些隔膜从英国发货，或者从（1932年开始出现的）一些诊所购买。开普敦诊所的消息很快传到了纳米比亚，纳米比亚有人写信给诊所工作人员，要求也给她们提供信息和用品。于是，该诊所建立了为农村女性提供避孕药具的邮购服务，一直持续到第二次世界大战。他们还会为无法负担路费的城市贫困女性购买电车票[8]。在1936年和1937年访问印度时，英国女性主义者和避孕药具推广者伊迪丝·豪-马丁观察到医生在诊所和药店为人们安装隔膜，她就和诸如普雷尼夫这样的英国制造商合作，把避孕药具运送到印度。然而，由于价格昂贵，隔膜和宫颈帽只有中高收入的

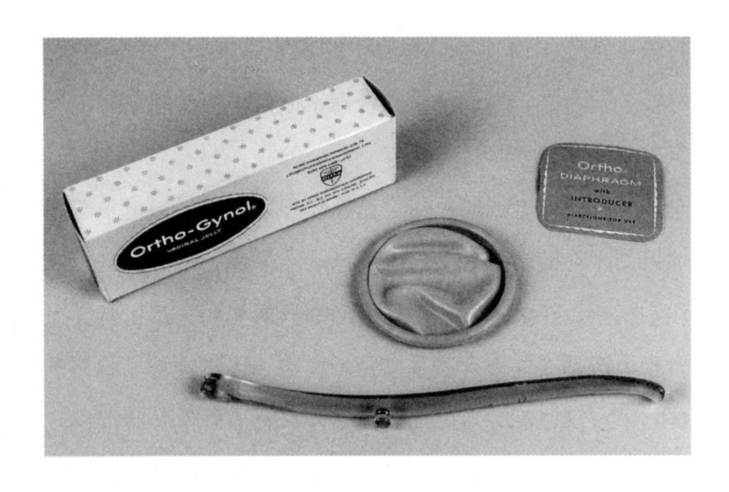

24 图3 奥多-吉诺尔隔膜套装，包括涂抹器和说明书，约20世纪40年代（来源：华盛顿特区史密森学会美国历史国家博物馆医学和科学馆）

女性才能用得起，桑格和斯托普斯都曾试图在印度为各自品牌的避孕药具建立市场，但她们的努力都失败了[9]。

在20世纪20年代和30年代，隔膜是节育诊所最常向客户推荐的器具，主要是因为它将避孕控制权交到了女性手中，但它远未达到没有问题的程度。罗伯特·拉图·迪金森在《避孕控制：临床医学手册》中以图示列举了导致隔膜失效的各种方式：医生给使用者安装的器具可能过大或

25 过小，使用者可能放置不当，或者在剧烈/长时间性交时

器具可能移位[10]。其他不便之处还包括：如果没有配套的杀精剂，隔膜的效果就会大打折扣；它又脏又难闻；使用后需要放置几个小时，然后清洗和晾干；它的正确置入、取出、清洗和储存需要自来水和私密空间，而许多贫困女性根本不具备这些条件[11]。在1936年12月法院做出美国诉一包日本宫托案①的裁决之前，美国女性在非医疗的情况下无法获得这种避孕器具[12]。此外，对那些在性和生育方面还是新手的女性，或面临法律、宗教或文化方面禁忌的女性来说，去节育诊所安装隔膜或宫颈帽仍然是一件令其担忧之事。该过程非常窘迫。玛丽·麦卡锡1954年出版的小说《她们》描述了一个大学刚毕业的女孩在1933年安装隔膜时的经历：

多蒂并不介意盆腔检查或安装。她的崩溃时刻出现在学习如何自己置入子宫托的时候……当她试图把

---

① 1933年1月，美国海关没收了美国医生汉娜·斯通从日本进口的一包避孕药，认为该包裹违反了1930年关税法第305条。1936年美国诉一包日本宫托案中，美国纽约市第二巡回上诉法院确认，医生有权出于医疗目的向患者分发避孕药具。

> 它折叠起来时，这个沾满凝胶、滑溜溜的东西从她手中跳了出去，射到房间另一头，直撞消毒器。多蒂尴尬得恨不得当场去世。但显然，这对医生和护士来说并不是什么新鲜事。“再试一次，多萝西。”医生平静地说，从抽屉里捡起了另一个尺寸合适的隔膜。而且，似乎是为了分散多蒂的注意力，她继而讲了一小段子宫托的历史，同时用余光观察着多蒂的挣扎。[13]

爱尔兰作家和后来的女性主义活动家琼·莱文也有过类似的经历，她在1949年左右去找一位都柏林医生安装了一个非法的隔膜。她在回忆录里特地描述了这种器具的得来不易：医生交给她后，说，“现在，我把这个给你了，要是你知道有人要去英格兰或者贝尔法斯特的话，麻烦他们带一个回来还给我。尺寸是95（毫米）的这种。我也只有这个渠道能拿到它们了，你懂的”。所以，即使是愿意做违法之事的那些医生，也无法定期采购到能够供病人使用的现货。莱文还表达了该器具带来的持续挫败感，并描述了它对她性欲的影响：“我怀疑我是否能掌握那个‘东西’的使用技巧，每次它从我的拇指和食指之间跳出去

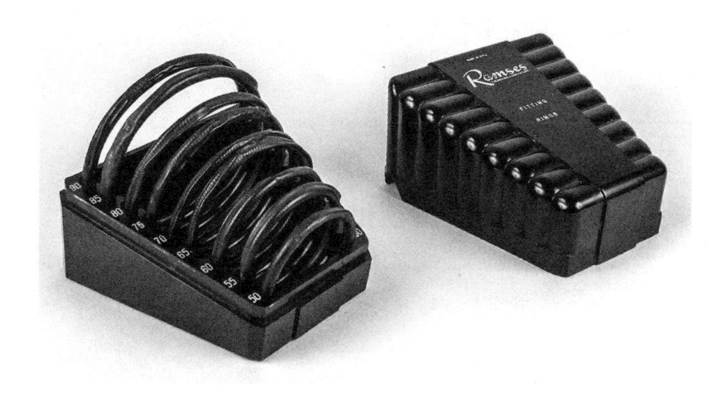

图4　医生使用的拉美西斯隔膜安装套件，朱利叶斯·施密德，纽约，约20世纪40年代

（来源：华盛顿特区史密森学会美国历史国家博物馆医学和科学馆）

时，都会打到浴室的某个地方……我只好趴在浴室里满地板找，手指被清洁液弄得又黏又臭，让我性致全无，这是小事了，糟糕时会把我气疯。”[14]

很大程度上，隔膜和宫颈帽仍然是那些可以持续获得专业医疗服务的较富裕西方女性的专利。对于那些能够得到专业安装、清洁并正确使用的人来说，它足够有效，但远不够理想，而且也不能提供预防性病的保护作用。虽然一些女性可能因为使用一种自己可控的屏障方法而获得某种解脱，但还是有像莱文这样的女性会指出它抑制了性欲。

杀精剂、海绵、栓剂和冲洗液

隔膜和宫颈帽成为西式诊所提供的常规服务，大多数专业的医疗保健人员都建议将它们与附加的杀精剂或凝胶一起使用——简而言之，将屏障方法和化学方法配套，从而提高整体效力。这两种不同的避孕方法的结合，源于思想自由人士、马萨诸塞州医生查尔斯·诺尔顿的工作，此人1832年推出的小册子建议女性在阴道中放置一小块用水浸湿的天然海绵，并用丝带绑好，以便于取出。性交后应持注射器用“硫酸锌、明矾、碳酸钾或任何对精液有化学作用的盐溶液”进行冲洗。如果手头没有化学品，诺尔顿建议用白水冲洗。这种海绵–冲洗法“不仅能非常有效地排出精液，同时还能破坏整个精液的授精能力”[15]。这本小册子的第二版让诺尔顿在监狱里待了三个月，1877年节育活动家查尔斯·布雷德洛和安妮·贝赞特在英国重新出版了诺尔顿的《哲学的果实》（*Fruits of Philosophy*），他们两

28

人也同样遭受了入狱的命运。从1877年到他俩1881年被判期间，小册子共出版了18.5万册，这导致新一代的英国读者学会并或许实践了诺尔顿的海绵-冲洗法[16]。

冲洗液包含的成分通常可以在家里找到，或去药店柜台上买到。栓剂也一样，这是一种黏性物质做成的塞子，会在阴道中融化，具有作为屏障和化学杀精剂的特质。1885年，英国药剂师沃尔特·伦德尔用可可脂和硫酸奎宁制成了第一款商业栓剂。不过栓剂有自身的问题，因为它们在阴道内的融化不均匀，覆盖面不完全，而且通常在性交中和性交后会渗出，留下令人不快的脏乱感[17]。

29

从19世纪30年代到20世纪30年代，冲洗液和栓剂中的活性成分一直非常相似。商业冲洗液中常见的成分包括弱酸和收敛剂，如铜水、小苏打、醋、碳酸、二氯化汞、混了椰子油的肥皂水、硼砂、明矾、柠檬酸和盐。流行品牌“来苏”引入了木馏油——一种强力杀菌剂，是木材和煤炭的蒸馏物。另一个品牌“佐奈特”则使用次氯酸钠，它最早是作为伤口清洗剂被发现的。人们也可以用这些物质浸泡一团棉花、橡胶海绵或天然海绵，作为屏障预防剂[18]。栓剂中使用的其他活性物质还包括硼酸、奎宁

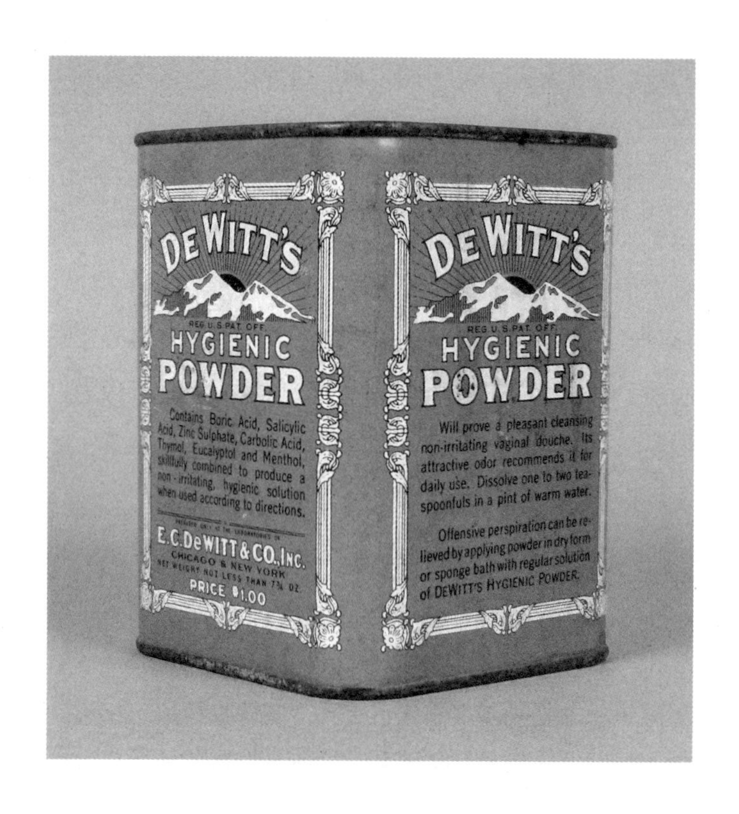

30

图5　德威特卫生粉罐，约1906年

（来源：华盛顿特区史密森学会美国历史国家博物馆医学和科学馆）

或水杨酸等。这些混合物中的绝大部分，除了会刺激女性的阴道组织，效用甚微，有的还会引起头晕和头痛，比如奎宁。

一些生育控制者支持人们自制避孕用药，特别是对于那些贫困女性和农村女性来说。玛格丽特·桑格的第一本小册子《家庭节育》（1914年）收录了简单的收敛性冲洗液和可可脂栓剂的配方[19]。印度南部泰米尔语地区的女人们使用楝树油、蜂蜜和舀出的半个酸橙作为屏障方法的原料，并使用明矾、楝树叶茶、楝树牙膏、罗望子茶和醋制备冲洗液[20]。牙买加节育联盟“为农村女性提供了一本小册子，解释了一系列家用方法（从冲洗液到用棉絮和油自制的海绵），但明确指出这些方法‘不像医生的方法那么有把握’，建议她们去专业机构安装隔膜”。直到1952年，玛丽·C. 斯托普斯还在向贫困和未受教育的印度女性推广棉絮和油，尽管她并不相信这种方法的功效[21]。

31

19世纪末、20世纪初，商业冲洗液进入美国、德国和英国殖民地市场，广告宣称它们能提供优于自制药物的避孕安全性。然而，现有的几十种产品没有任何来自政府机构的监管，因此它们的功效无法得到保证。新泽西州纽瓦

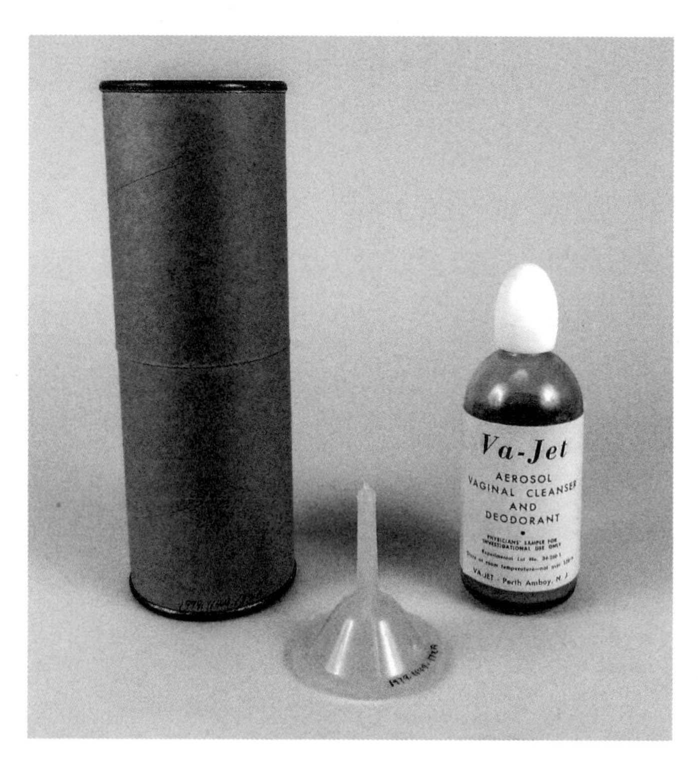

32

图6　Va-Jet气溶胶阴道清洗剂和除臭剂，约20世纪20年代，
新泽西州珀斯安博伊
（来源：华盛顿特区史密森学会美国历史国家博物馆医学和科学馆）

克产妇健康中心一份1933年的报告显示，在1978名女性当中，91.5%的人尝试过至少一种避孕方法，80%的人尝试过多种方法，507人用来苏水冲洗，239人用清水冲洗，但成功率有限[22]。商用冲洗液只不过起到了阴道除臭喷剂的作用，并没有避孕功能，而其强烈的收敛性通常会引起疼痛和刺激。

33

生育控制者和药品制造商也尝试制造、分发和销售杀精泡沫粉和药片。20世纪30年代，牛津大学动物学家约翰·伦德尔·贝克在他的“沃尔帕”（Volpar，“Voluntary Parenthood”的缩写，意为“自愿成为父母”）药片中喜欢用一种汞衍生物作为活性成分，后来这种药片被发现是有毒的[23]。1930年《爱沙尼亚医生》期刊的一篇文章提到德国品牌“斯佩顿”的发泡片，1937年百慕大开业的第一家节育诊所也免费提供海绵和泡沫粉。20世纪30年代，两位佛罗里达州的发明家发明了一种含十二烷基硫酸钠（肥皂和洗发水的常见成分）的泡沫粉，名为“杜波诺”，在1937年和1938年，玛格丽特·桑格曾将其作为一种可能更便宜的隔膜替代品运往印度和中国。第二次世界大战和1947年印度分治后，新一代的节育组织——包括洛克菲勒基金会

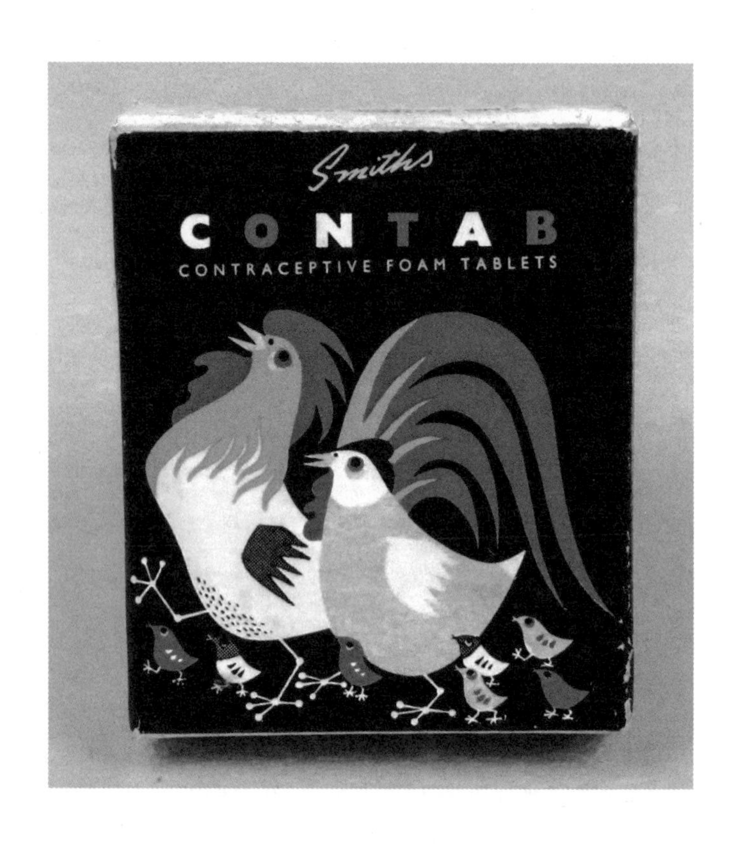

34

图7 史密斯－斯坦尼斯特里特公司的康塔博避孕泡沫药片，
加尔各答，印度，约20世纪40年代
（来源：华盛顿特区史密森学会美国历史国家博物馆医学和科学馆）

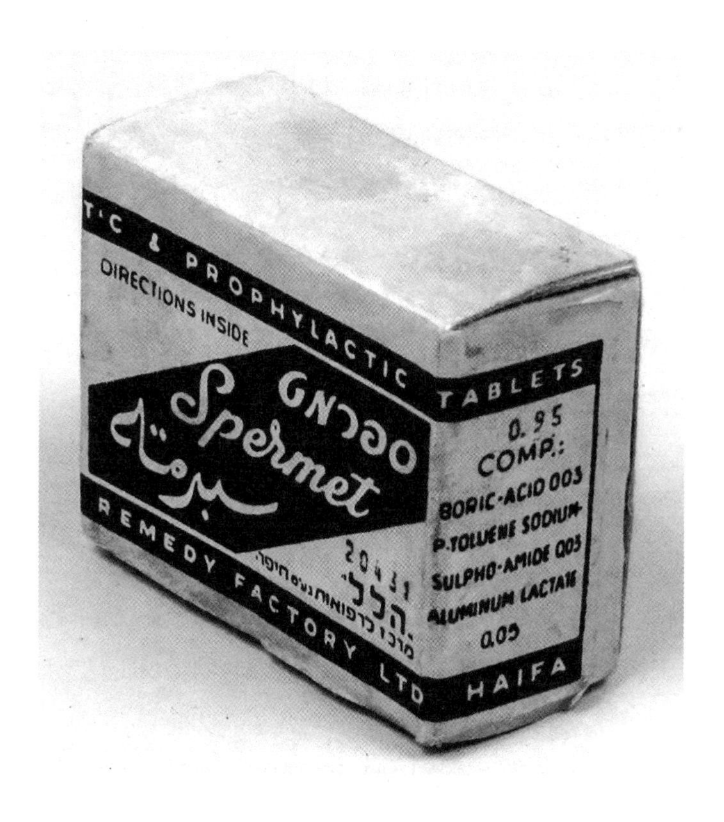

图8　斯佩尔梅特避孕药片，海法，以色列，约20世纪40年代

（来源：华盛顿特区史密森学会美国历史国家博物馆医学和科学馆）

35

资助的“人口理事会”——开始对开发避孕药具感兴趣，专供炎热气候下生活的女性们使用。“人口理事会”支付了可汗研究（1953—1960年）在印度旁遮普邦开发杜拉法姆避孕药片的费用，但研究人员对当地风俗习惯、健康需求和现有的杀女婴模式缺乏了解，从一开始就注定了这项研究的失败[24]。不管活动人士或制造商的理想或意图如何，泡沫粉和片剂几乎不起作用，它们只会产生可见的泡沫并引起皮肤刺激。

36

泡沫药片和栓剂可供人们在没有其他屏障方法的情况下使用，杀精剂凝胶、泡沫、膏剂或霜剂尽管也能单用，但它们更可能是配合隔膜或宫颈帽一起使用。许多人通过实验在屏障方法中寻找最为有效的活性成分（通常是一种弱酸、收敛剂或溶剂）和输送基质的混合物。1911年，弗里德里希·梅尔茨在美因河畔法兰克福①发布了“帕滕泰克斯”凝胶（活性成分为铝、硼酸和羟基喹啉）之后，到20世纪20年代，德国药房的货架上出现了一百多个杀精剂

① Frankfurt-am-Main，这种提法是为了和奥得河畔法兰克福（Frankfurt an der Oder）相区别。

品牌。杀精剂在20世纪30年代成为学术研究的一个特定领域，塞西尔·I. B. 沃格于1933年出版的《避孕药的化学与物理》为该方法的有效性和安全性提供了迄今为止最全面的指南。他测试了133种杀精剂，并撰写了第一份关于屏障方法和化学方法如何相互作用的研究报告（据他说，杀精剂不会弱化橡胶性能）。这本书的序言作者迪金森在1938年确认，他赞成将乳酸和植物胶基中的奎宁衍生物作为杀精剂凝胶的标准成分，这个配方也是玛格丽特·桑格的首席医生詹姆斯·库珀在用的[25]。1951年，美国奥多制药公司的科学家申请了一项新的杀精剂专利，实现了该领域技术上的一个突破[26]。从那时起，表面活性剂壬苯醇醚-9一直是最广泛使用的杀精剂成分，被植入或注入各种介质中。

37

从19世纪中期到20世纪中期，杀精剂、冲洗液、海绵和栓剂的这段历史说明了几个更广泛的主题。首先，针对贫穷女性与针对中等收入或富裕女性设计与销售的避孕药具存在差异，前者的资金和基础设施资源较少，而后两者可以使用自来水，有温度适宜的住所，能够维护隔膜等器具。其次，为贫困女性准备的方法效果较差，她们更有可能收到从工业化的殖民国家倾销给殖民地和非殖民化国家的劣质商品或过期商品。最后，在气候炎热、潮湿的国家，节育诊所在使用凉爽、干燥气候下开发的产品时面临额外的问题：隔膜上的橡胶在炎热的天气下会降解，而放在冰箱里会变质；在太阳下晒干后会被乌鸦叼走；如果包裹得不好，杀精药片和凝胶会分解；栓剂由于包装不当会吸收染料；在炎热的雨天，杀精膏剂会膨胀并爆管[27]。并不存在一种避孕技术，能适合不同地理位置、环境、收入水平和亲密伴侣关系下的所有人。

38

安全套

从18世纪开始，欧洲有了用动物肠子（通常是绵羊或牛的盲肠）、鱼皮或鱼鳔膜制成的可清洗、可重复使用的安全套。到了19世纪中期，在那些采用橡胶硫化法生产医疗用品的国家，商业安全套很快就出现了。欧洲人给它们起了各种各样的绰号：在英国，它们是“法国信”；在法国，它们是“英国兜帽”[28]。无论如何，不管硫化橡胶出现之前还是之后，安全套在世界各地都与卖淫和性病的预防有关[29]。对于公共卫生倡导者而言，说服已婚夫妇使用它们是一个挑战，因为它们已经和非婚内性行为联系起来，而不是防止怀孕。使用者们还反对说，安全套的厚度会钝化感觉，让人的自然状态受到干扰。

1873年，美国发布《康斯托克法》以禁止性用品的进口、分销和销售，但全国范围内禁销这些广受欢迎的商品，反倒带来了安全套黑市的扩张，并激发了制造商在营销、广告方面的创造力。该法案没有禁止进口整张动物皮、鱼皮或橡胶模具，因此那些设法钻法律空子的人，会去获取制作手工卷制安全套所需的材料。其中最著名的是朱利叶斯·施密德，他于1882年移居美国，开始经营动物皮安全套业务，1890年他的工厂因触犯《康斯托克法》遭到搜查。尽管受此挫折，此人依然在接下来的几十年里继续开发新技术，以制造橡胶避孕药具。施密德工厂用冷固化胶合剂技术生产的安全套比竞争对手的更贵，但也更可靠[30]。

39
40

欧洲各地安全套的供应情况各不相同。尽管1900年修订的德国刑法规定，展示或宣传“适合淫秽使用的物品”是非法的，但安全套、隔膜、栓剂和杀精剂在该国药店和邮购中随处可见。使用最广泛的德国安全套品牌之一，是

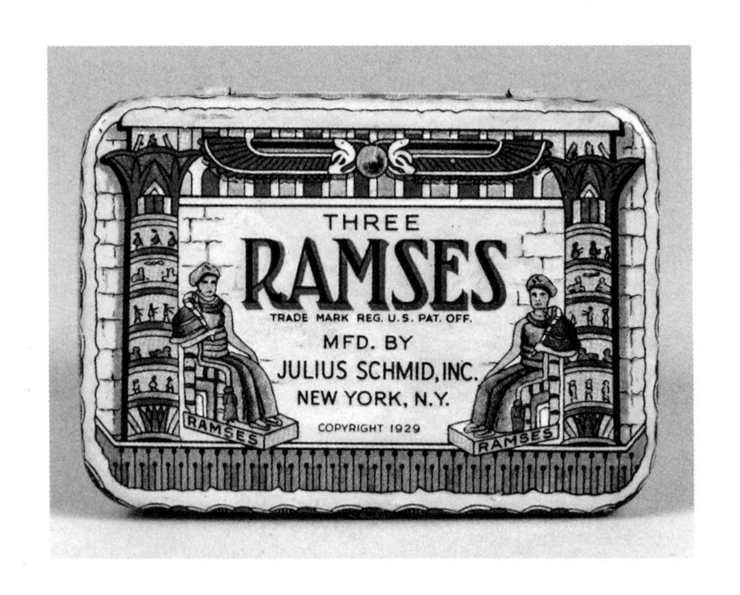

图9　拉美西斯安全套盒，朱利叶斯·施密德股份有限公司，纽约，1929年
（来源：华盛顿特区史密森学会美国历史国家博物馆医学和科学馆）

1914年由朱利叶斯·弗洛姆在柏林创立的“弗洛姆行动”。该公司的安全套用的是锡兰（斯里兰卡）橡胶，在玻璃圆筒上成型，涂有润滑剂，而且生产速度很快。1926年，该公司在全国9000万个安全套总产量中占2400万个。1927年10月，德国《防治性病法》规定卖淫非刑罪，并允许刊登治疗和预防性医疗的广告，只要这些广告不是“侵犯性

的”和“有伤风化的”。该法还允许在火车站、警察局、餐馆、咖啡馆、夜总会、公共厕所和军营设立安全套自动售货机。这一系列改变带来的结果是，1931年，仅“弗洛姆行动”就销售了5000万个安全套，钢琴酒吧的喜剧演员们也会在保留节目中提到这个品牌[31]。

41

这项法律于1933年3月被废除，像朱利叶斯·弗洛姆这样的犹太企业主被迫放弃了他们的生意，但到了20世纪30年代，英国的安全套产业扩张了。从1932年到1952年，作为杜蕾斯安全套的生产商，伦敦橡胶公司使用半自动乳胶浸渍系统，每月能生产200万只安全套。1954年和1955年，该公司位于清福德（距伦敦市中心约18公里）的主工厂在推出24小时自动化系统后，每周产量高达200万只到250万只。该公司专注于预润滑的一次性安全套生产，并于1957年推出箔纸包装，主导了英国市场[32]。

它们都卖给了谁？首先，女性希望男性注意避孕环节，如果他们使用安全套的话就不用太多废话。一位女士谈到“我们不会说太多……他习惯于戴上它们，我也习惯于信赖他已经戴好了”。“波莉阿姨”记得，20世纪30年代在曼彻斯特东部的格洛索普，“有个人星期五在酒吧里卖

THIS MACHINE
IS PLACED
HERE AS A
PUBLIC
HEALTH
SERVICE
STOP V. D.
25¢
PACKAGE
SOLD FOR THE
PREVENTION OF
DISEASE ONLY
PLACE COIN IN SLOT—TURN HANDLE
ONE HALF TURN TO RIGHT
WCV

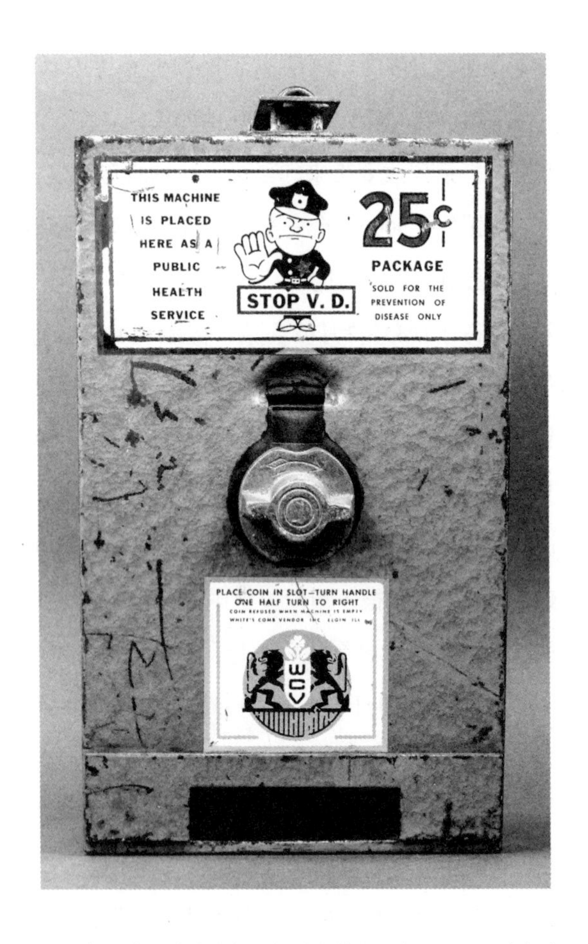

42 图10 安全套自动售货机，怀特康伯贸易有限公司，埃尔金，
伊利诺伊州港，约1955年
（来源：华盛顿特区史密森学会美国历史国家博物馆医学和科学馆）

杜蕾斯给男人们。但我们不希望自己的丈夫用这种东西”。安全套可以邮购，在公园、卫生用品店和药店、烟草店和理发店也可以买到。到了30年代末，一般就在理发店、电影院和舞厅里购买[33]。因此，尽管男性购买了大部分安全套，但通过邮购和自动售货机，女性也可以获得。 43

第一次和第二次世界大战让战时的安全套需求备受各国军方关注。不用说，军事法规的目的是保护男性而非女性免受性病感染。1904年到1905年日俄战争期间，日本向士兵和军官分发“卫生火柴盒”包装形式的安全套。军队授权的妓院会强制要求使用安全套。从1938年到1945年，日本所有的橡胶厂都被置于军事管辖之下，安全套也被冠以军国主义的名称，如提供给帝国陆军的“进攻一号”和“进攻二号”，还有提供给帝国海军的“铁帽”。在两次世界大战中，德国人还为军官和普通士兵分别设立了单独的野战妓院，那里需要使用安全套。整个第二次世界大战期间，外国劳工被迫在原属于朱利叶斯·弗洛姆的柏林工厂里生产安全套和其他橡胶制品，随后的苏联占领期间，这些生产也在继续进行[34]。

20世纪上半叶，由于法律、监管、军事和技术的不断军事法规的目的是保护男性而非女性免受性病感染。

变化，安全套生产在世界范围内继续发生转移。尽管《康斯托克法》在美国一直保留到1937年，但由于进一步的司法裁决和执行限制，它的力量被不断削弱。美国节育倡导者们的一个重大胜利是在1918年，当时纽约联邦上诉法院的一名法官裁定，医生可以开出避孕药来预防疾病（但不是预防怀孕）。此外，1920年不可燃乳胶的发现，以及1926年统一的安全套套环机（消除了手工卷制的需要）的出现，再次改变了屏障式避孕方法的技术格局，使制造商有可能更快更安全地生产更坚固的安全套。1938年，修订后的《食品与药品法案》将安全套作为一种疾病预防措施，置于美国食品药品监督管理局的管辖之下。只有两家安全套生产公司能够承担得起联邦质量控制标准提高后所需的工业变化，其他公司要么关闭，要么将他们所产的较低质量产品运往海外[35]。因此，尽管在激素类药片出现之前，许多工业国家和非殖民化国家都已经可以买到安全套，但它的获取、质量、成本和使用等各方面存在很大差异。由于兼具预防怀孕和预防疾病的双重功能，安全套的使用地位和意义处于模棱两可的状态[36]。研究人员也在继续探索其他选项，包括更具侵入性的宫内节育器。

45

46

宫内节育器

宫内节育器（或称为IUD）是为阻断精子，或在子宫内创造一个不利于胚胎植入的环境而设计的。这种方法是从19世纪用于治疗子宫问题的有柄子宫托发展而来的，对一些女性来说，其优点如下：每次使用后不需要清洗和储存；不需要丈夫的许可或同意；也不需要预先计划。1895年，纽约雪城的乔治·J. 格拉德曼获得了第一个这种形态的IUD的美国专利，但不清楚他是否曾生产过这种产品[37]。德国的医生们，包括马格德堡的霍尔维格医生，从1903年开始试验用有柄子宫托做成的IUD设计，他因这项试验被指控犯有对病人造成身体伤害的过失罪。1909年，瓦尔登堡的里希特医生也开始试验这些装置，同年，恩斯特·格拉芬博格决定完全放弃有柄子宫托的形式，用蚕肠和镶铜银丝制作了一种新的IUD[38]。在第一次听说“格拉芬博格环”后，伦敦医生诺曼·海尔主张用它来代替隔膜和凝胶，尽管有13%的人在安装后会将其挤出[39]。1927年，他试图利用对“格拉芬博格环”的支持从“节育调查委员会”

47

那里获得进一步研究该装置的资金。委员会没有把钱给诺曼·海尔，而是资助了海伦娜·赖特，她设计了用印度橡胶包裹的线圈制造的IUD，并试图生产，但后来放弃了这一尝试[40]。格拉芬博格在1929年和1930年的欧洲性学大会上公布了他的环，20世纪40年代初他搬到美国后继续对其做改进[41]。

在IUD通过这些大会上得到全世界生育控制者的关注之前，就已经有不少人指出了该装置的缺点。避孕倡导者埃蒂·罗特在她1922年出版的《实用生育控制》一书中收集了对不同方法的观察，她指出，IUD会引起败血症、流产、死胎和疼痛，并可能被从子宫中自发排出。迪金森的避孕指南包括多种形态IUD的图片，以及它们对女性的不同伤害，如出血增多、月经量大、子宫穿孔等。丹麦医生和节育倡导者乔纳森·H.伦巴赫试验了银质的IUD环，但只给病人带来了出血和疼痛[42]。日本医生太田典礼在1932年设计的镀金IUD，除了疼痛和无效，还造成了感染和不孕[43]。一些医生在20世纪40年代和50年代继续试验和开具IUD，但直到60年代，IUD在设计、材料和制造方面都没

48 有什么创新。它们的缺点远远超过了优点，并导致许多女性宁愿放弃专业医疗援助，自行管理生育。

草　药

在全世界各地，都有女性会使一招——用草药泡茶，或用草药进行冲洗——来达到促发月经和避免怀孕的目的，从17世纪到20世纪的前几十年，草药或自制药配方在整个欧洲、殖民地地区和早期美国非常流行。一种被称为通经剂的制剂备受推荐，它含有胡薄荷、芸香、圆柏、菊蒿和黑麦麦角，功效是对抗月经停闭或月经量不足，这既可以防止怀孕，也可以在胎动开始前早早结束妊娠[44]。一位来自德国小镇诺伊纳尔（现在的巴特·诺伊纳尔-阿魏勒）的医生记录了19世纪末的儿歌歌词，它当时在巴伐利亚、莱茵河谷下游和勃兰登堡（柏林附近）地区传唱。歌里面唱到了婚礼上女人戴在发间的花环，也可以作为茶饮来防止怀孕："迷迭香和百里香，生长在我们花园里，年轻的安琛是新娘，不能再等了。红葡萄酒和白葡萄酒，明天

49

就是那婚礼。”第一句里面的草本植物也可以换成薰衣草、桃金娘、香芹和细叶芹。他听到的另一首歌是一个女人和一个园丁之间的简短对话：“你好，加德纳先生，你们有薰衣草、迷迭香、百里香和一点野生百里香吗？有的，夫人！我们都有，在花园外头。”[45]我们很难确切知晓，德国女性是否真的为了这些目的而使用过这些草药，但上述歌曲留下了她们与用作通经剂的草药之间的联系。

用于引起或抑制月经的草药在世界各地各不相同。在德国北部和东部用的是黑麦麦角，因为黑麦被广泛种植用于制作面包。胡薄荷和芸香，以及芦荟、野芹菜和蕨菜，也在南非的欧洲殖民者中广为人知，1925年至1950年间，那些性事活跃的威尔士和英国人会开玩笑说，他们用红榆和薄荷来终止意外怀孕。从19世纪中叶到20世纪初，在南非，马来西亚移民女性用的是红天竺葵制剂，科伊桑女性用一种有刺灌木，祖鲁女性则用一种胡椒灌木。美国计划生育基金会1952年的一份报告发现，牙买加的护士和工人阶级女性会将诸如公羊蔷薇、胡薄荷、草胡椒或穿心莲等草药煮成茶饮用，有时还会放入生锈的铁钉。这些方法可能起源于加勒比地区的奴隶制时代[46]。

50 尽管近一千年来，关于胡薄荷的知识断断续续出现在历史记录中，但很难了解它对使用者们意义为何。一条线索出现在萨拉·奥恩·朱伊特1896年的小说《针枞之乡》中，其情节围绕缅因州农村的一个夏季寄宿者的经历展开。在“胡薄荷生长之地”一章中，当地受人尊敬的草药专家和寡妇阿尔米拉·托德邀请不知姓名的故事叙述者访问她母亲住的小岛。在一次散步中，他们经过了一片胡薄荷地，这让托德夫人很高兴，并触发了她的记忆。

> 在我见到内森之前，我的心里有过其他人；但是他很爱我，他让我很快乐，他不知道这个秘密，如果我们一起生活得长一些，他应该会知道……虽然我一直喜欢内森，但他从不知道我爱过其他人。但这些胡薄荷总是让我想起过去，每当我坐着采摘，听内森说着话时——它总是让我想起——另一个人。[47]

托德夫人的言语非常隐晦，但她可能指的是用胡薄荷来终止与丈夫之前的情人所发生的一次怀孕。朱伊特的父亲是一名医生，而朱伊特本人是一名园艺爱好者，熟悉缅因州农村居民们使用的药物——包括通经剂和堕胎药。胡薄荷这一幕凸显了世纪之交存在于医学中的一种紧张态势：一方面，如果女性掌握了正确的知识，她们就可以管理自己的生育；另一方面，如果这些知识使用不当，会产生破坏性甚或致命的结果[48]。

51

《针枞之乡》出版的同一时期，西方国家的制药公司正在把自制药物的成分改造成可销售的、由医生控制的治疗产品。在美国，从1898年到1937年，戴维·斯帕克制药公司的产品目录中会出现液体或药片形式的通经剂广告，它们使用的传统成分包括棉花根皮、麦角、胡薄荷、芸香和菊蒿。它们还含有大量酒精——高达75%。在德国，1894年生效并在1904年和1906年修订的《普鲁士警方有毒物质贸易条例》对"有毒物质"的销售进行了限制，其中通常包括以前在家里自制的草药[49]。在整个20世纪，草药疗法的使用基本上没有记录。

择时法

比草药制剂更便宜的择时避孕法，已经被人类使用了

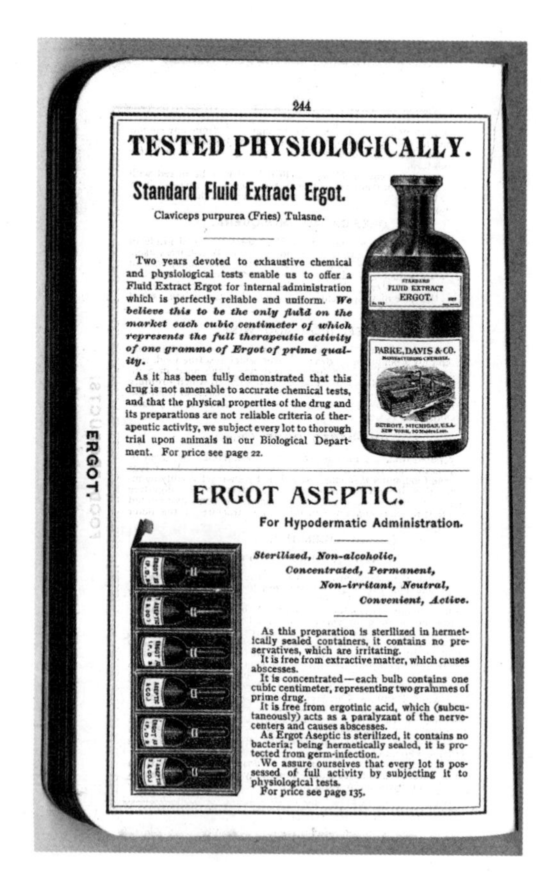

52　图11　戴维·斯帕克制药公司目录中的标准液体提取麦角汁广告和麦角无菌剂广告，1898年

（来源：贸易文献藏品，华盛顿特区史密森学会美国国家历史博物馆图书馆）

245

NOTES.

NOTES OF REFERENCE.

---

1. Abrus Precatorius Seeds (Jequirity). Jequirity was introduced early in 1883, as a remedy for pannus and trachoma (granular lids), on the authority of DeWecker, of Paris, and proved of value in the treatment of these affections by other eminent ophthalmologists, both of Europe and America.

2. Acid Phosphates, Liquid (Liquor Acidi Phosphorici). A nerve and brain food; relieves symptoms of mental exhaustion, such as sleeplessness, melancholia, etc.; is in considerable demand as a stimulating beverage, dispensed at the soda-fountain in place of an alcoholic stimulant. Each teaspoonful contains about 10 grains pure phosphoric acid (H_3PO_4), partly free, partly in combination with the bases calcium, magnesium, iron, sodium and potassium. Dose, ¼ to 1 fluidrachm (1 to 4 Cc.) in a glass of sweetened water. For price see page 129.

3. Acid Salicylic, from Oil Gaultheria. The synthetic salicylic acid of commerce is liable to be contaminated with various impurities; it is certainly not so beneficial in therapeusis as the pure natural acid obtained from oil gaultheria. For price see page 129.

4. Aconitine Pills, Tablet Triturates, etc. As substances exhibiting varying characteristics and great difference in therapeutic activity are being offered on the market under the name of Aconitine, we desire to call attention to the fact that we employ in the manufacture of our pills, tablets, and other products, a crystallized aconitine which responds distinctly to a physiological test in dilution of 1 part to 150,000; this alkaloid being very pure and about two hundred times stronger than good aconite root. It is vitally important that this highly potent aconitine be not confounded with the weaker preparations which are quite generally used, as the nature of the drug necessitates most careful and exact dosage. Aconitine should never be dispensed without positive knowledge as to whether it is the pure alkaloid or one of the weaker preparations.

5. Adonis vernalis, *Lin.* (False Hellebore). A valuable cardiac tonic. Its activity is due to a glucoside, *adonidin*, the physiological action of which closely resembles that of digitalin. Write for descriptive circular.

Although listed as *Adonis vernalis*, the species *A. æstivalis*, Lin., is also collected and used with the former, since the active principle adonidin is found in both in about the same proportions.

6. Alterative Compound. Known variously as Bamboo-brier Compound, Succus Alterans, Mist. Smilacis Co. This is a combination of vegetable alteratives for the treatment of secondary syphilis, recommended by Dr. J. Marion Sims. It has been superseded by an improved and more palatable combination known as Syrup Trifolium Compound. See note 171.

7. Alveloz Milk. Recommended for the relief of cancer. The plant which furnishes this milk-juice is native to the north of Brazil, where it is credited with most remarkable effects in the treatment of malignant tumors and ulcers. Write for descriptive circular. See p. 129.

8. Amyl Nitrite Pearls. These are shells of thin glass, each containing 2, 3, 4, 5, 8 or 10 minims of Amyl nitrite, packed in cotton, in boxes of one dozen. The patient may carry the box about his person, and, on the approach of a paroxysm, may crush a pearl in his handker-

图11（续） 麦角制剂与治疗癌症、继发性梅毒和其他疾病的制剂一起刊登广告

53

54

数个世纪。例如，亨利·A. 奥尔巴特1887年出版的小册子《妻子手册：怀孕和产后》建议在月经前五天到月经后八天暂时禁欲①[50]。在某些文化中，人们认为，母乳喂养时间过长会削弱怀孕的能力，尽管真正的原因更有可能是哺乳期女性的性行为存在禁忌[51]。然而，在日本妇科医生荻野久作和他的奥地利同行赫尔曼·克瑙斯于1924年和1929年分别确定了人类女性的排卵期之前，任何所谓择时避孕法都是凭臆测瞎撞，除非做到完全禁欲[52]。尽管择时法不需要花钱，也不需要什么物理技术，但它们需要控制和克制自己的愉悦，并不是所有人都能做到。

含蓄性交和替代性体位被认为可以最大限度地减少阴茎－阴道性交中精子和卵子接触的可能性。含蓄性交即*Coitus reservatus*，指的是男性在阴道内勃起和消退的过程中，保持长达一小时不射精，19世纪中期，约州上州的奥奈达公社②就使用这种做法来限制生育。芝加哥的内

---

① 1888年尚缺乏人类排卵期方面的知识，这个手册的指点看起来那么奇怪是因为，它显然是错的。

② 一个乌托邦宗教社区，1841年由约翰·汉弗莱·诺伊斯（John Humphrey Noyes）和他的信徒在美国弗吉尼亚州普特尼建立，后搬迁到纽约奥奈达，他们的基本性观念是反对一夫一妻制，提倡复杂婚姻。

科医生爱丽丝·B.斯托克汉在几十年后出版了《产科学》（1893年）和《不完全性交》（1896年）两本书，让更多美国人认识到这种做法。口交和股间性交也可以，一些婚姻手册提供了关于体位的详细说明。19世纪的德国人使用了一种叫作“阻塞性交”或“萨克森性交”的方法，意思是在射精时按压阴茎底部，以迫使精液进入膀胱。1934年，爱沙尼亚出版了一本名为《如何避免怀孕》的婚姻手册，其中建议异性伴侣侧身性交，当男人准备射精时，他应该拔出来一部分，双方都应该张开双腿。这样，精液会落在离阴道外侧更近的地方，很容易被冲走。玛丽·C.斯托普斯建议，如果没有其他方法的话，女性应于男性射精后立即坐起来并“剧烈”咳嗽，以在紧急情况下收缩骨盆肌肉，中高收入的印度女性则被建议在性交后做开合跳以排出精液。由于有人认为女性的性高潮是精液进入子宫的机制，英国、美国和捷克斯洛伐克的女性都听到或读到过类似的错误建议，即把避免性高潮作为一种避免怀孕的手段[53]。

55

其他选择还有两个男人性交、两个女人性交、手淫和肛交，但英语世界的避孕倡导者们在提到它们时都表示不

56 赞成。迪金森认为，肛交主要是“从事体力劳动的丈夫和农民丈夫”采用的，口交是妓女的专利，外阴性交和股间性交只是婚前练习，他嗤之以鼻地说道：“所有上述情况都属应予谴责或取代的避孕措施。”埃蒂·罗特声称，同性性行为和手淫是“反社会的生育控制方式”。不过，在德国，19世纪90年代的医生们跟踪了女性肛门淋病发病率的上升[54]。我们不可能知道她们进行肛交是为了避孕，还是为了取乐，或者两者兼而有之，但不管怎样，这样做都造成了性病传染的不幸结果[①]。

另一种择时方法，即体外射精，需要相信男人的自制力和判断力。历史学家诺曼·希姆斯声称，中断性交“无疑是最流行、最广为流传的避孕方法”。在19世纪中期的挪威松讷，这种做法被称为*hoppe av i farten*（见好就收），20世纪中期的特立尼达、巴巴多斯和牙买加女性在节育诊所的访谈中，把这称为“我丈夫很小心”。在20世纪初的威尔士南部，性活动和避孕的时机选择是男人的责任，要

---

① 原文如此，但这个说法实际上不妥，因为显然非肛交方式也会造成性传播感染。

在19世纪中期的挪威松讷，这种做法［体外射精］被称为*hoppe av i farten*（见好就收）。

实行体外射精，就要“在水壶烧沸之前把它从火上取下来”[55]。在肯尼亚的梅鲁，一位土生土长的卫理公会牧师在20世纪20年代和30年代报告说，年轻人以站立的姿势进行中断性交。1956年，11 126名捷克斯洛伐克女性的调查发现，她们中有68.4%使用体外射精作为主要避孕手段，这些女性大多数在20岁至39岁之间。斯托普斯反对这种方法，因为她认为女性能从射精中获得营养，因此“完成结合后，受制于这个过程的女性也被剥夺了从精液和前列腺液中吸收有益物质的可能性”[56]。

58

罗马天主教不喜欢这种方法源于另一个原因。根据教会法律，阴茎-阴道性交，或“婚姻行为”，只允许在为生育而结婚的男人和女人之间进行。婚姻行为就需要男性射精，因此被普遍采用的体外射精是罪恶的。自19世纪中期以来，教会领导层一直在悄悄允许已婚夫妇不时地完全禁欲，以免一个接一个地不停生孩子，这在很大程度上也是为了避免人们使用体外射精[57]。任何人工避孕药具，如安全套或隔膜，都会“使婚姻行为受挫”，因此也是有罪的。教皇庇护十一世在1930通谕《论基督徒的婚姻》中证实了这一观点。1951年10月，他的继任者庇护十二世在对意大利助产士的演讲中，正式批准了基于女性月经周期的安全期避孕法[58]。

59

完全禁欲是另一种选择，但被使用的证据很罕见，或者就是未经证实的传闻。芬兰作家阿维德·杰尔内费尔特在回忆录《我父母的故事（1928—1930年）》中写到，在他母亲生下九个孩子后，他父亲将他的床搬出了共同的卧室，以表明他们的性交已经永远结束。在挪威东南部接受采访的一名女性回忆说，她母亲在七年（1903—1910年）里生了五个孩子，身体严重虚弱，一名医生建议她的父母不要再发生性行为。所以她父亲后来搬到了南美洲，在那里待了十年[59]。对许多人来说，禁欲的坏处显然大于好处。

在印度，禁欲呈现出不同的面貌，它是梵行的核心元素，梵行指的是一个人必须控制欲望。20世纪初，圣雄甘地提出了这样的观点，对身体的过度放纵是现代西方文明的一个特有的诅咒，而屏障法或行为上的避孕措施并没有解决真正的问题，那就是性欲过度，特别是男性的性欲。反过来，女性应该拒绝丈夫的求欢。第一个孩子之后任何孩子的出生都是出于欲望，而不是出于责任或宗教（达摩），在印度摆脱殖民统治之前，生育应该受到限制。他和玛格丽特·桑格在她1935年11月和12月访问印度期间见过面，桑格认为自己让甘地相信了安全期理论。印度性学家A. P. 皮莱认为甘地的信仰是可以接受的（如果它们没有造成伤害的话），而他的另一位同行同胞N. S. 帕德克则认为甘地的信仰是荒谬的[60]。1947年印巴分治后，印度和西方的节育倡导者都转而提倡海绵、杀精剂和隔膜，而不是择时法和独身禁欲。

60

绝　育

虽说20世纪之前，对罪犯生殖器进行粗暴切除或致残并不算什么秘密，但20世纪初的绝育操作却主要与控制人口的优生学方法有关。从20世纪开始，那些被医生、政府官员、监狱看守和其他权威人士认为“不适合”生育的人，包括未受过教育或教育不足的人、新移民、罪犯、美国农村地区的穷白人、身体或精神残疾者、被定罪的罪犯和有色人种，开始受到绝育手术的支配。男性和女性都可能接受绝育，出于各种原因，有时是在他们不知情或不同意的情况下进行的。男性生殖器的绝育是一个相对简单、费时短的手术：医生切断输精管，这样两周后男性就将不再排出精子，以后有需要也可以逆转。而女性生殖器的绝育不管是否可逆，都更难进行，需要进行大型腹部手术，要么是卵巢切除术，要么是输卵管切除术（切开腹部，结扎或切断输卵管）[61]。

61

监狱中的绝育做法始于一个名叫哈里·C.夏普的人，他是位于杰弗逊维尔的印第安纳州管教所的医务主管。巧的是，此人姓夏普（Sharp），正是锋利的意思。1899年，他首度切断了一名抱怨自己手淫停不下来的男性囚犯的输精管。接下来，他对450名囚犯进行了绝育，并在1907年成功游说州立法机构通过了美国第一部强制对“不适合”的人进行绝育的法律。26个州效仿了印第安纳州的做法。1927年，发生了后来臭名昭著的巴克诉贝尔案，一名来自弗吉尼亚州林奇堡的17岁强奸受害者凯莉·贝尔向美国联邦法院提出上诉，反对依据州法律对其进行强制绝育，然而判决结果是法官们压倒性地支持弗吉尼亚州有权以保护公共健康之名对“低能儿”进行绝育。在巴克诉贝尔案判决后，印第安纳州也将他们这项法律的实施范围进行了扩展，甚至那些州机构中年龄低至16岁的未成年人也被列入了绝育对象。1907年至1937年间，一共有27 869名美国人接受了绝育手术：16 241名男性和11 628名女性[62]。

这种做法并不局限于美国。输精管切除术于1894年被引入德国，而一种输卵管切除术则在1910年被引入。医生可以出于“治疗目的”进行这些手术，在第一次世界大战之前，它们成为优生主义者最喜欢的方法。新西兰人埃蒂·罗特“实事求是”地陈述了一个标准的精英观点：“适合绝育的病例包括精神不稳定者、遗传性感染者、肺结核患者、梅毒患者，［以及］由于重复和过度频繁的怀孕而导致对家庭健康和经济破坏的人。”医生诺曼·海尔试图用激素对女性进行绝育，但当这一方法不起作用时，在20世纪20年代他开始公开倡导“为了种族的利益对不合适的人进行绝育”。30年代他还试图将输精管切除术作为“男性回春术”来推销。同样在1931年至1934年期间，英国优生协会支持了一项强制绝育法案，但它没有得到英国议会的支持。最臭名昭著的一幕发生在纽伦堡审判期间，那些因战争罪受审的纳粹分子引用巴克诉贝尔案为自己辩护，作为他们在第三帝国期间对200万德国人实施绝育的部分理由[63]。

62

绝育手术作为一种强制性的优生手术，在欧洲和其他地区可谓名不虚传。在丹麦、挪威、瑞典和芬兰等北欧国家，非自愿或强制绝育的增加与福利国家的崛起相关。20世纪10年代，一些北欧的国家机构就开始零星实行对智障人士的生育限制，但到了20年代和30年代，这种做法成了国家法律。如果成年人和未成年人智力低下，将来不能在经济上支持可能生下的孩子，或者有将遗传性疾病传给后代的风险，都可以被绝育[64]。第二次世界大战后，整个该地区的绝育手术非但没有减少，反而增加了，特别是在瑞典和芬兰，优生学、社会学或一般医学的理由都可以成为实施手术的根据。在这两个国家，多子女的职业母亲如果表现出“软弱”或处于“社会困境”，就会成为明确的目标。芬兰的56 080例绝育手术中，99%是对女性实施的。卫生当局认为她们比男人更不会拒绝接受手术[65]。

63

美国和北欧国家的强制绝育法一直持续到20世纪60年代和70年代病人权利运动开始，堕胎被合法化（见第四章），才告一段落。在民主国家，歧视残疾人的法律和做法持续存在，这一事实凸显了后来在全球范围内肯定每个人的生育权的必要性（见第五章）。仅仅是民主政府并不能保护最弱势的人们免受强迫和非自愿的绝育，能改变这种做法的是到全球舞台上发表人权宣言，并由公民组织发起挑战。

结　论

这篇关于激素避孕药出现前避孕技术的综述，解释了人们用来预防和控制怀孕的一系列方法。避孕方法是私密的，但又被政治、技术、宗教和社会文化力量所左右。一种技巧或技术的使用，极大地依赖于宗教信仰、疼痛耐受性、可逆性、禁锢程度、精神健康、获取技术和专业护理的途径、对方法的掌握、收入、正确操作、有效性、个人动机和关系状况等各种因素。避孕技术可以是暂时或永久的、强迫或自愿的、痛苦或愉悦的、有效或不得要领的。控制怀孕和确定怀孕时间的能力如此重要，因而当一种新的药物（即激素药片）避孕法被引入时，它定将为全世界带来持续至今的深远影响。

64

3

第三章　避孕药及其后来者

65

激素避孕药的发展永远改变了与生育有关的人类动力学。一开始，它只是作为药片提供，很快就以各种剂量和形式出现，如植入物、肌肉注射、贴片、戒指，以及无保护性行为之后的紧急避孕措施。它的研发及随之而来的制造、销售和传播，也改变了计划生育官员和人口控制人员的视角和工作，以及公民与政府、医生与患者、长期性伴侣或短期性伴侣之间的关系。它还改变了人们对自己身体、性、情欲关系和生殖的看法。

本章描述了激素避孕法的发现、它在世界各地的迅速传播、它对健康的影响，以及在不同文化背景下采纳和使用它，给与性和生殖有关的人类关系带来的改变。它使得如今“有史以来第一次将避孕与性交行为分开”成为可

67

激素避孕药的发展永远改变了与生育有关的人类动力学。

能[1]，这是一个最引人注意的特点。本章重点介绍在三种不同背景下对激素方法的不同接受情况，分别是美国、冷战期间的社会主义国家，以及撒哈拉以南的两个非洲国家——津巴布韦和南非。文章最后总结了不同的避孕激素配方和给药方式——如甲羟孕酮避孕针、紧急避孕药和男性避孕药——对人类健康、行为和思维产生的特定影响，它甚至超出了该药物本身的首波影响。

开创激素避孕

激素避孕方法被发现的过程现在已经有了非常详尽的梳理[2]。在20世纪早些时候，尽管去发现一种安全、有效、稳定、廉价，并且可以广泛使用的避孕方法是几乎所有人感兴趣的，但20世纪四五十年代资助医学研究的美国和全球机构——如美国国立卫生研究院（NIH）、美国国家科学基金会（NSF）、世界卫生组织（WHO）——都不支持避孕研究，因为它与性有关。不同于杀精剂和隔膜等已有方法的避孕研究，其主要动力不是来自非营利组织和非政府组织，而是来自为制药公司工作的科学家。他们当时正在

68

寻找方法，将用于一系列疾病治疗的合成类固醇的发现扩展到新领域，提供资助的有辛太克斯和西尔列这两家医药公司。保加利亚－奥地利裔科学家卡尔·杰拉西是这批寻求突破的科学家之一，他从一种墨西哥薯蓣的根部提取物中合成了可的松。

每个参与发现激素药片这一过程的人都对此做出了重要贡献。凯瑟琳·麦考密克是麻省理工学院首位获得生物学学士学位的女性毕业生，她和国际收割机公司的继承人斯坦利·A. 麦考密克结了婚。19世纪10年代，玛格丽特·桑格请凯瑟琳·麦考密克助力早期的避孕宣传工作，后者很有可能从欧洲购买子宫隔膜，并将其走私回美国[3]。斯坦利于1947年去世后，凯瑟琳全身心地投入到了女性事业中，包括将部分财产捐赠给了避孕研究。她在1950年联系桑格，询问支持研究的最佳方式，桑格让她与格雷戈里·平卡斯取得了联系。在被哈佛大学剥夺了终身教职后，平卡斯于1944成立了独立的伍斯特实验生物学基金会。除了麦考密克的支持（最终总额达到约200万美元），他还获得了西尔列制药的资助，该公司聘请他找出一种高效、廉价的方法来合成治疗关节炎的激素可的松[4]。平卡斯

69

于1951年和同事张民觉一起开始研究激素，他们发现孕酮可以阻止身体释放卵子成熟所需的激素，由此来达到避孕目的，和杰拉西合成可的松一样，这种孕酮也是从墨西哥薯蓣的根部提取物中合成的。

杰拉西和西尔列的一位化学家都将孕酮制成了药片，平卡斯和妇产科医生约翰·洛克开始测试西尔列版本的药片，名为“伊诺维德”。1954年，他们在伍斯特州立医院对洛克的一些患者、非自愿精神病患者进行测试，然后在1956年4月对波多黎各医院的志愿护士进行测试。参与波多黎各试验的两名女医生埃德里斯·赖斯-雷和潘妮·萨特思韦特提请注意导致许多护士退出试验的严重副作用（头痛、恶心、宫颈糜烂、突破性出血和头晕），但平卡斯和他的男性合作者们对她们的意见不予重视，而是支持西尔列向美国食品药品监督管理局申请批准该药物[5]。1957年6月，美国食品药品监督管理局批准伊诺维德（含9.85毫克孕酮炔诺酮和150微克雌激素）用于妇科疾病；不过实际上，有些医生可能早就开始这样做了，他们愿意以标签外用药的方式来开具这种药剂，用以避孕。随后，美国食品药品监督管理局在1960年6月批准该避孕药，并将最初的

70

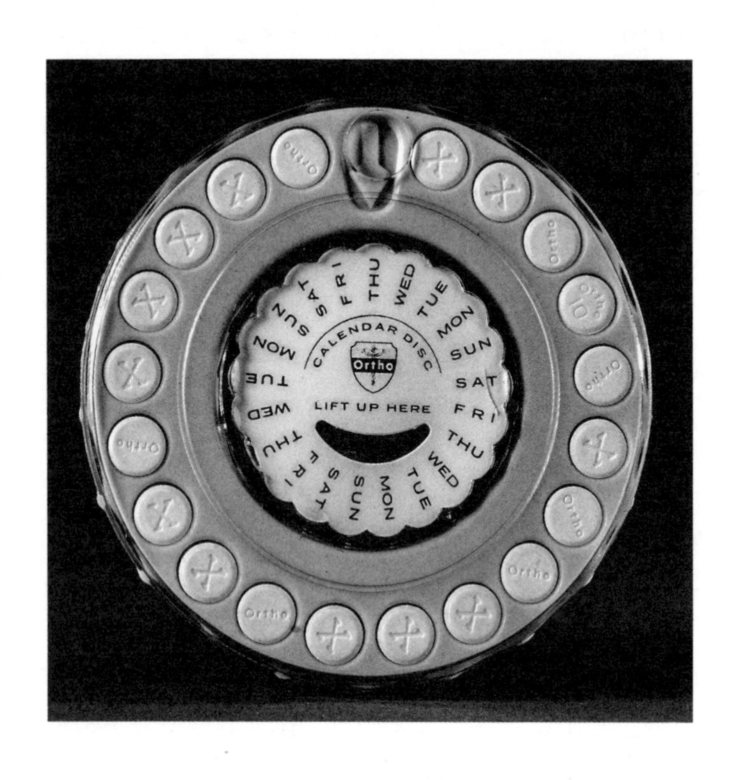

71　图12　奥多-诺瓦姆制药公司的顺应性包装，拉里坦，新泽西，1963年（来源：华盛顿特区史密森学会美国历史国家博物馆医学和科学馆）

使用期限限制为两年[6]。等到获得更广泛的使用授权后，避孕药的生产、进口和销售就迅速铺开了。

激素避孕的影响追踪

尽管激素避孕对全世界都有影响，但它在不同地区的表现有所不同，这取决于参与管理、分配和监督其使用的个人、文化、宗教和政府。以下三个地区对避孕药的影响进行了追踪：美国堪萨斯州的劳伦斯市（后来遭受到美国联邦层面的反对）；冷战时期的几个社会主义国家；以及两个撒哈拉以南的非洲国家——津巴布韦和南非。在种族隔离时代的南非，另一种激素给药方法，即注射甲羟孕酮避孕针，产生了明显的负面反响。这些关于激素避孕药接受状况的概貌，显示了一项新技术引入过程的复杂性，它有可能颠覆众多的个人关系、医生-病人关系、社会关系和政府-公民关系。它改变了服药者与她们自己的身体、她们的伴侣和她们的医疗服务之间的关系。激素避孕也是一种新药物，必须定期服用，健康女性可能要服用几十年。科学家、医生、计划生育官员、人口控制官员、制药

72

公司和服用避孕药的女性都参与了一项科学实验，这项实验涉及面广泛且具有国际性，也带着深刻的个体性。

避孕药对城镇美国人的生活和行为产生了复杂的影响，比如像堪萨斯州劳伦斯这样的城市，它是堪萨斯大学的所在地，1960年人口约为33 000。那年6月避孕药获得了使用批准，便很快进入当地的私人诊所和大学卫生中心，但只提供给已婚学生。1965年6月，劳伦斯市卫生局局长准许向非大学生的已婚女性提供无须盆腔检查便可开具的避孕药，即在该做法被合法化之后便立刻采用，全美只有20%的卫生局做出这样的决定。这位局长的个人动机是建立一个自由分配政策，以协助解决全球性的人口控制问题[7]。然而，在当地媒体看来，他的决定无异于在公众层面接受婚前性行为，从而破坏了传统的规则以及宗教和道德的期望。当地女性赞赏卫生部门的宽松政策，但对不进行盆腔检查便开具药片这一点表示质疑，因为这样可能发现不了妨碍药片使用的生殖健康问题。

73

随后，在1972年2月，20名带着孩子的女性在大学卫生中心静坐，要求中心为未婚女学生开避孕药处方，并提供子宫颈抹片检查和妇科检查，这件事凸显了整个劳伦斯市避孕药具的供应不均[8]。静坐示威事件后，卫生中心改变了对学生的政策，而非让学生等到1974年，劳伦斯卫生局在领导层更迭后转而成为一家功能齐全的计划生育诊所。因此，一个人能否获得避孕药，取决于她是否在大学就读，是否结婚，是否有私人医生或使用公共服务，以及她（如果未婚）在公众不赞成婚前性行为的情况下是否觉得可以服用避孕药。通过研究劳伦斯市的情况，可以很明显地发现，避孕药并没有一下子改变历史，而是根据不同的个人信仰和社会政治背景，在整个国家范围内带来了不均衡的改变。

美国食品药品监督管理局对避孕药的批准也对美国的药物处方产生了更广泛的影响。1969年，记者芭芭拉·西曼出版了《医生反对避孕药的案例》一书，揭露避孕药的副作用，并且医生并未告知女性这些副作用[9]。她指出，女性没有机会获得有关避孕药副作用的全部信息，医生往往不告诉病人这些副作用，而制药公司为医生们提供了利润动机，让他们开具避孕药而不是安全套。威斯康星州参议员盖洛德·纳尔逊是参议院小企业实务委员会的主席，他读了西曼的书，并决定在1970年1月举行避孕药的听证会，

74

只有男性证人参加。来自华盛顿哥伦比亚特区女性解放组织的女性主义抗议者前来扰乱听证会，要求女性也被允许做证，并在听证会后召开自发的新闻发布会[10]。听证会和抗议活动产生了两个意义重大的最终结果：此后在美国销售的所有药物都必须有一份印刷插页，列出正确的剂量和副作用；美国女性主义健康运动开始组织起来，对她们认为是沙文主义和父权制的医疗机构进行持续改革[11]。

避孕药在东欧国家的接受情况各不相同。各个政府对促进或限制特定民族群体生育的兴趣，决定了除禁欲和性交中断之外的避孕措施的可用性[12]。一个国家为其公民提供避孕药的能力，也取决于其能否生产足够数量的避孕药，因为从西方国家进口是非常昂贵的。20世纪60年代后半段，避孕药和宫内节育器都出现在了东欧：1965年来到东德，1966年来到捷克斯洛伐克，1967年来到匈牙利，1968年来到南斯拉夫。波兰在20世纪60年代初就有进口避孕药，国家资助的生产制造开始于1969年[13]。社会主义国家的公民对是否使用避孕药也持有不同意见，这取决于成本和可获得性，以及他们对西方的广泛看法。尽管东德政府向公民免费提供避孕药，从而表明国家对这种方法的认可，但公众对药的长期副作用的担忧与官方的支持背道而驰。

在所有社会主义政府中，苏联政府最为反对避孕药。1974年和1981年，苏联国家卫生部分别发信告诫公民不要服用避孕药，其中极大夸大了可能带来的健康问题。直到冷战结束，堕胎仍然是在俄罗斯使用最广泛的遏制怀孕的方法[14]。在大西洋彼岸的古巴，只有少数女性服用避孕药。在20世纪70年代和80年代，她们依赖的是苏联进口的药片，美国的禁运令使她们很难指望稳定的、可负担得起的供应。对苏联进口的依赖给古巴制造了两个妨碍避孕药广泛使用的具体障碍。首先，从苏联进口的产品是用1950年代首次开发的高剂量雌激素和孕酮配方生产的，而不是后来发现的有效低剂量配方。因此，服用避孕药的古巴女性更容易出现副作用。其次，由于供应不可靠，有机会获得避孕药的古巴女性只能时断时续地服用，导致她们出现了健康问题[15]。 76

尽管在20世纪70年代和80年代，避孕药变得越来越容易获得，价格也越来越便宜，但许多东欧地区的夫妇仍然坚持性交中断的方法。1966年，避孕药进入捷克市场，但到1977年，只有5%的捷克女性在使用它。1986年对塞尔维亚3000名女性进行的一项调查显示，只有22%的人使用避孕药或宫内节育器[16]。许多人认为避孕药是西方纵欲和颓废的象征，也是一种西方影响下的性别动态①变化的来源，因为它允许女性在男性伴侣不知情或未同意的情况下破坏他想要孩子的愿望。此外，一些男性认为有效地使用中断法是他们在性交过程中控制自己行为的技艺和能力的象征。如果怀孕了，那么这就是女人要去解决的问题，通常她会使用堕胎的办法[17]。所有这些条件——国家对堕胎设施的支持，屏障或激素避孕技术的有限可用性（尤其是在城市以外地区），以及婚姻中的传统性别动态——制造了一种氛围，使得许多生活在铁幕后的女性通过堕胎而不是避孕来管理自己的生育力。

激素避孕药的到来也影响了其他国家的种族、性别和家庭权力关系。例如，在殖民地时期的罗得西亚（现在的津巴布韦），修纳族女性通过佩戴一条带子来管理她们的

78

① 性别动态是指人们之间基于性别的关系和互动，是由关于性别的社会文化观念和定义它们的权力关系所决定的，它的作用是加强或挑战现有的规范，比如，男人说女人只能待在家里照顾孩子就是加强规范。

许多人认为避孕药是西方纵欲和颓废的象征。

生育，带子上打着结，代表她们希望不生育子女的年数。女人的丈夫会解开带子以鼓励再次生育。丈夫也会用中断法来避免受孕，如果治疗师认为再次怀孕会对女方造成伤害，就会给双方喝草药或把草药绑在他们腰上。此外，女性有责任为丈夫和他的家庭生产健康的继承人，所以她的生育能力不仅是婚姻伴侣的事，也是她公婆的事。然而，在20世纪50年代的几年时间里，“旧方法的把关人——丈夫、婆婆和传统治疗师，被新方法的把关人——诊所工作人员、社区分发人员和护士取代了”[18]。

这些新的把关人中包括白人少数族裔的计划生育协会（FPA），该协会于20世纪50年代开始在当地的修纳族人中分发杀精剂“沃尔帕”发泡片和有关的使用信息。这种发泡片比宫内节育器或子宫隔膜更受欢迎。1961年5月开始，白人女性可以获取“阿诺弗拉”品牌的炔诺酮激素药片，但直到几年后，修纳族女性才能获得这种药片。20世纪70年代初，FPA向到其诊所就诊的人提供甲羟孕酮避孕针，到了1974年，它已经比避孕药更受欢迎了。在20年的时间里，“新的［西方］避孕药代表了对非洲生育权力的重新分配，脱离了非洲家庭和社区，朝着白人殖民国家发生转

79

变”[19]。1980年4月津巴布韦独立后，由于女性使用激素避孕药而导致的性别和家庭权力关系的转变，成为后殖民时代津巴布韦方向斗争的一部分。正如一位社会学家所写的那样，“除了从男性手中夺走生育的权力，避孕药和注射剂还在男性中释放出许多其他的焦虑，例如对女性性欲释放的危险的担忧”[20]。一项2006年至2011年的研究表明，津巴布韦女性选择的技术因婚姻状况而有很大不同：已婚女性大多使用口服避孕药，而未婚女性大多使用安全套[21]。安全套具有预防怀孕和性病的双重优势，再加上广泛的可用性且无副作用，使其成为对许多人更有吸引力的选择。

另一种形式的激素给药：甲羟孕酮避孕针

80

1960年6月，激素避孕药在美国得到批准，这激发了世界各地的科学家和制药公司，他们也想尽快把自己的孕酮和雌激素配方投入市场。然而，赖斯-雷和潘妮·萨特思韦特在波多黎各药片试验中注意到的副作用并没有消失，科学家们开始尝试降低药片剂量，以尽量减少副作用和风险。伊诺维德的原始剂量是9.85毫克孕激素和150微克雌激素，到2012年，这一类药品的平均剂量是0.1毫克至3.0毫克孕激素和20微克至50微克雌激素[22]。在整个20世纪，其他科学家尝试了各种替代给药方式并取得了不同程度的成功，让女性无须在每天同一时间都得吃下一片药[23]。

其中一种给药方法是激素注射。在研发类固醇止痛药的过程中，普强公司开创了一种醋酸甲羟孕酮（MPA）针剂，使用者每90天注射一次，以保持稳定的孕激素供应。美国食品药品监督管理局批准它用于治疗子宫内膜异位症和流产，并允许普强公司从1963年开始将其作为一种避孕药进行试验。甲羟孕酮避孕针具有与高剂量避孕药相似的副作用，包括血栓、抑郁、月经不调和体重增加。1974年，美国食品药品监督管理局先是批准、后又撤销了普强公司对其进行有限销售的新药申请，尽管该公司在整个20世纪70年代和80年代一直在争取该批准。与此同时，主要的计划生育机构，包括世界卫生组织、美国国际开发署（USAID）和国际计划生育联合会（IPPF）都支持甲羟孕酮避孕针，并在其他80个国家分发[24]。

81

在1975年，美国女性主义健康运动以“全国女性健康网络”（NWHN）之名组织起来反对甲羟孕酮避孕针。这一反对动员的背景是，“达康盾”对使用者造成的损害（见第四章）和已烯雌酚在服用该药的女性所生女婴身上引起了一种罕见阴道癌并得到了广泛报道。达康盾是一种宫内节育器，已烯雌酚则是一种合成雌激素，用途是防止流产。整个20世纪70年代和80年代初，“全国女性健康网络”建立了一个甲羟孕酮避孕针使用者的登记册，这些使用者将提供这种针剂如何伤害自己的证明，此外该组织还会定期举行新闻发布会，召集公众抗议。当1983年1月美国食品药品监督管理局公共调查委员会开始审查甲羟孕酮避孕针时，该组织提供了反对的证词[25]。部分出于“全国女性健康网络”行动的原因，美国食品药品监督管理局直到1992年才批准了避孕针。而2004年10月批准的低剂量版本的患者标签上有一个黑框警告，表明它可能导致骨密度的永久性损失。该警告还规定了两年的使用限制[26]。 82

对于那些希望提供一种易于使用（在每年四次注射之后无须做其他维护）的避孕方法的政府来说，甲羟孕酮避孕针一度是首选，并且在很多地方持续保持着这一地位。追踪一个国家对这种针剂的推广和宣传，能够说明其政府的支持体系是如何为倚赖公共卫生保健服务的人提供生殖健康选择的。从20世纪70年代开始，南非在其卫生保健系统中采用甲羟孕酮避孕针，这种长效可逆避孕药的技术便利性，助长了公民医疗服务中的“日常种族隔离”功能。

1973年，南非的公共计划生育诊所首次引入该避孕针，到1976年，这些诊所的数量达到了2045家。一代人之后，在1992年，全国已有6万多个“诊所点”专门为农村，主要是黑人公民服务。每三个月，卫生工作者就会来这些诊所点停驻一次，为寻求避孕的女性提供免费的避孕针注射等服务。另外一些避孕和生殖服务（包括宫颈抹片检查和性病筛查）也可以在这里获得，但需要支付一定费用；工作人员还会和就诊者进行一些关于生殖健康的敷衍谈话。考虑到该国有关艾滋病传染防治的全国性宣传运动直到1992年才开始，而且整个国家的学校课程中也没有性教育，这些诊所访问原本是一个很好的用来提供性教育和生殖保健的机会，但他们却错过了[27]。后来，英国反种族隔离运动成功地游说国际计划生育联合会把南非从该组织中驱逐了出去，因为甲羟孕酮避孕针对健康有长期影响，接受者并不完全了解——它在动物试验中导致癌症，而它的分发显然是带有种族色彩的，指向的是黑人人口的减少[28]。

1994年种族隔离制度结束之际，适逢撒哈拉以南非洲国家的艾滋病流行，新民选政府的目标之一，是将未满足的避孕需求和艾滋病危机一并解决[29]。13年后的2007年，南非政府通过立法明确：国家应向任何12岁及12岁以上的女性提供所有类型的避孕措施。根据2012年的一份报告，在该国，注射式孕酮避孕药仍是最常见的选择，其次是口服避孕药和男用安全套[30]。同年，该国国家卫生部发布了一版修订后的国家《生育计划政策》，鼓励在使用激素方法的同时也使用男用安全套，将避孕与预防艾滋病结合起来。

84

然而，一些种族隔离时期的问题仍遗留下来，而且在对艾滋病毒实施抗逆转录病毒疗法（ART）后出现了新问题。根据戴安娜·库珀及其同事的说法，“皮下埋植①实施指南的混乱，试点不足，人力资源和培训有限，以及提前担忧它对正在接受抗逆转录病毒治疗的艾滋病毒携带女性的怀孕预防效果较差，都导致了［依伴侬品牌］皮下埋

① 一种用于避孕的皮下植入剂，将一根含有依托孕烯之类激素的小塑料管埋置在接受者的非惯用手臂上，激素随着时间推移慢慢缓释出来，达到避孕效果，一般埋一根可用三年之久。

植的移除和植入量的减少”[31]。对抗逆转录病毒疗法（不管是用于治疗还是预防）与激素避孕相互作用的研究有必要持续进行，这样才能了解一种药物如何影响另一种药物的疗效和安全性[32]。通过考察南非种族隔离期间及结束后的避孕药具情况，可以大致了解到具有殖民主义、种族主义、经济和社会不平等以及性别歧视等遗留问题的国家所面临的多方面挑战——这些问题仍然影响着当下的政策、态度和行动。

85

紧急避孕

随着长效可逆避孕药的研究和实验在20世纪60年代和70年代早期迅速扩大，一些医生开始考虑如何将它们应用于短期。加拿大西安大略大学的一位医生A. 阿尔伯特·尤兹佩经常收到学生们无保护性行为后需要紧急避孕的求助。他很不情愿去开己烯雌酚，因为它有严重的副作用，所以想找一个替代品[33]。他读到了一项关于事后避孕药的研究，这种药将左炔诺孕酮（一种孕激素）和炔雌醇（一种雌激素）结合起来，需要在无保护性行为后72小时内分两次服用，每次间隔12小时。1980年，他和一位美国同事李·H. 席林发表了一项研究，报告了这种联用炔诺孕酮-炔雌醇片剂的口服避孕药法的有效性，北美、西欧的医生和保健医师开始在标签外用药中开出这种易于操作的“尤兹佩法”。然而，由于未得到美国食品药品监督管理局批准，主要的制药公司不愿意生产特定版本的所谓“事后避孕药”，而且由于缺少效果标签，患者很难信任这种方法是合法和有效的[34]。生产日常避孕药的美国制药公司认为，美国人会将事后避孕药与RU-486（米非司酮，后与米索前列醇结合）混淆，后者是1988年在法国上市的堕胎药。

86

“尤兹佩法”在整个20世纪八九十年代，获得了女性主义健康倡导者的关注，特别是那些为性暴力受害者工作的人。事后避孕药可以帮助那些不想在被强奸后怀孕的女性。1996年，七个组织组成了国际紧急避孕联合会，并找到一个匈牙利的生产伙伴：吉瑞医药，他们同意生产这种药片。然而，吉瑞公司并不想在美国分销或推销这种避孕药，因此美国活动家莎朗·坎普成立了自己的女性资本公司（WCC），于1997年1月向美国食品药品监督管理局提出“B计划”上市申请[35]。随着美国公司意识到事后避孕药的市场与RU-486的市场是分开的，巴尔制药公司于2006年从WCC手中购买了“B计划”的专利权[36]。2009年4月开始，B计划出现在美国的药店，17岁及以上的人群无须处方就可购买，但实际上能不能获得仍取决于药剂师如何引用良心条款[37]。

87

男性避孕药

在使用激素避孕药的女性中，一直有个抱怨，那就是没有男人用的避孕药，他们在可以享受性爱乐趣的同时无须承担怀孕风险，那至少应该分享一下药物副作用。事实上，从20世纪50年代开始，男性激素避孕药就一直是国际组织的研究课题。例如，世卫组织的生育控制小组1968年成立了一个男性工作组来研发男性避孕方法，但未能找到任何可行的无副作用的方法。世卫组织在印度和中国的实验室也于20世纪80年代和90年代对黄体酮化合物进行了研究，但并不成功。制药公司则不愿意投身男性避孕药，因为女性避孕药利润很高，他们认为没有必要撕裂激素方法的市场[38]。

然而，人们对“男性避孕药”的兴趣并没有消失。研究男性避孕药的科学家面临的挑战是，激素避孕药中的黄体酮和雌激素会干扰精子和睾酮的生成，因此必须向男性激素避孕药中添加睾酮，以维持其在体内的稳定水平。或者，它们可以和一种替代雄激素联用，以维持疗效。这一领域的研究人员把重点放在以植入物、凝胶或注射器的形式提供激素的方法上，因为睾酮在口服时不能充分进入血液（见第六章）[39]。

88

结　论

激素避孕药于20世纪50年代末诞生，得益于一群在技能和兴趣上正好互补的人和组织之间的合力。进一步的实验（通常是标签外实验）带来了避孕药具使用的新发展，这些发展后来扩大了使用者、保健医生、人口控制者或计划生育倡导者对这项技术的构想。尽管各国政府和主要的国际卫生组织基于各种背景、出于各种原因（通常是种族主义和阶级歧视），在规划和活动中不均衡地采用了新的避孕药具，他们的想法和行动动机通常是宏观层面上的。

然而，正如本章所概述的，那些人口控制对象的避孕经验总是个人层面上。正如伊莱恩·泰勒·梅所说，“女性急切寻求节育措施，为此想尽一切办法。但她们的动机是个人的。她们使用避孕药具是为了控制自己的生育，而不是为了控制世界人口”[40]。

89 女性和那些有子宫者会从激素避孕技术的进步中受益，但也遭受了它所产生的往往是严重的副作用。避孕药和性革命之间并没有直接的关联。尽管如此，一种可以在性行为之外执行的避孕方法的引入，在许多人的生育想法和行动中引发了一场悄然的革命，无论他们是接受激素方法，还是拒绝它，或者介于两者之间。对男性激素方法的研究持续引发关注和争议。尽管激素为许多人提高了避孕的可能性，但它并没有排除其他方法或推动科学上的进一步发展。第四章将重新审视第二章中概述的非激素方法，并追踪这些技术的变化和人们选择它们的背景。

4

第四章　避孕药出现之后的非激素避孕

91

避孕药的推出改变了预先可用型避孕方法的背景和意义。1960年后，国家和国际卫生组织对避孕药具的研究、分发和测试越来越集中化和全球化。虽然使用者有自己一贯采用的方法，但许多有机会获得激素方法的人都会尝试一下。其中一些决定改为激素方法，另一些则回到了以前的非激素方法，还有一些则被重新设计和包装过、以适应新一代人需求和兴趣的老方法所吸引。有时，对现有技术不满意的使用者决定创造和推广自己的技术。在避孕药之后，并没有哪一种历史上出现过的避孕方法完全消失，包括那些未经人们同意而强行使用的方法。本章讨论了第二章中首次描述的每一种方法，研究了它们在避孕药出现之后的变化。

92

宫内节育器

在避孕药出现之前，宫内节育器的可用性有限，但避孕药的发布激发了其他科学家和使用者去更大规模地恢复这项技术。随着人们越来越担忧使用避孕药导致的高血压和血栓，而关于需要控制人口的言论也越来越强烈，科学家和使用者们自己开始对这种旧的避孕形式做各种试验。在古巴，1962年开始的美国禁运意味着美国制造的避孕药具，如安全套和隔膜，变得难以获得。一位人类学家在21世纪初采访了一位66岁的古巴女性，她回忆起了古巴女性联合会会议上的“避孕派对”，女人们用钓鱼丝制作自己的宫内节育器。20世纪80年代，苏联制造的宫内节育器开始供应，但它们产生的副作用比自制的要多得多[1]。

在更大范围内，为控制人口而进行的避孕研究和开发是许多美国和国际非营利组织——包括人口理事会、世界卫生组织、联合国人口基金和美国国际开发署在内——的核心目标。人口理事会在德国、以色列、日本和智利赞助了各种形状宫内节育器的临床试验。医生杰克·利佩斯和拉扎尔·马古利斯设计了最早的一款塑料宫内节育器，并

93

于1964年7月至1965年7月在密歇根大学医学院进行了测试，不过后来最流行的“达康盾”却是休·J.戴维斯设计的[2]。

在整个20世纪60年代，出于对有关避孕药危害报告的担忧，美国食品药品监督管理局通过其医疗器械办公室①批准了许多种类的宫内节育器作为避孕药替代品出售。戴维斯为芭芭拉·西曼的《医生反对避孕药的案例》一书撰写了导言，部分内容是为了宣传“达康盾”是其中最好的产品。截至1968年1月，大约有300万个宫内节育器投入了使用，而到了1971年3月，市场上已有超过70个不同的品牌[3]。

由于公众对避孕药替代品的兴趣，A.H.罗宾斯医疗器械公司从戴维斯的达康盾公司购买了“达康盾”节育器的设计专利。1970年10月，戴维斯对设计进行了一些修改，但从未进行过临床测试，之后罗宾斯公司于1971年1月开始生产该产品。然而，在医生们开始安装后不久，这些产品的问题就凸显出来了。戴维斯隐瞒了他在有限的设备测试中得到的令人担忧的结果，因此美国食品药品监督管理

① 原文为Office of Medical Devices，但其全称应该是Office of Medical Device and Radiological Health Operations，意为医疗器械和放射性健康操作办公室。

94

局最初并不清楚该产品的多丝尾绳正是细菌生长以及渗入阴道和子宫的理想载体。而它的鱼钩设计，本意是降低被排出率，却造成了子宫穿孔、败血症、永久性不孕、宫外孕，甚至（在20个案例中）死亡。这款设备的生产持续到1974年6月，一直到1975年4月还在销售。到最后停产时，美国已售出了220万个，还有200万个未经消毒的被运往其他79个国家。美国食品药品监督管理局的官方产品召回令直到1984年10月才发布，那时，其他品牌的宫内节育器也被发出召回令。罗宾斯公司不得不给197 000个安装了“达康盾”节育器的女性做出损害赔偿[4]。

“达康盾”惨败的同时，人口理事会还支持了智利研发的一种带单丝线的铜制宫内节育器，是为从未怀孕的女性设计的。美国食品药品监督管理局在1976年批准了西尔列制药公司的铜制T型宫内节育器，也被称为CU-7。它同样引起了各种严重的问题，如盆腔炎和不孕症，1986年从市场上撤出。新一代的CU-7，即CU-7380，于1984年获得美国食品药品监督管理局批准，目前仍以帕拉加德的品牌名称在生产。一种名为“曼月乐”的宫内节育器，使用激素左炔诺孕酮而不是铜作为预防剂，自2002年起获得美

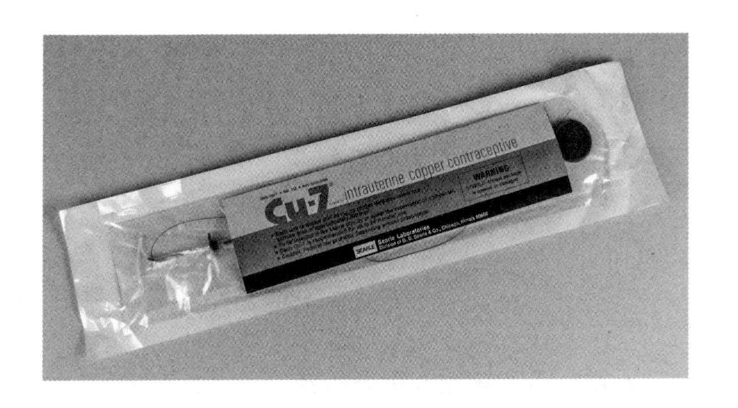

图13 铜质T型宫内节育器，G. D.西尔列公司，芝加哥港，约1976年 95
（来源：华盛顿特区史密森学会美国历史国家博物馆医学和科学馆）

国食品药品监督管理局批准[5]。激素和非激素宫内节育器的出售对象都是有固定异性关系的女性，不需要针对性病的额外保护。

“达康盾”灾祸和人们对避孕药威力的持续担忧，从两个方面影响了美国女性生殖健康的倡议和政策。第一点是，美国食品药品监督管理局开始通过加强其医疗器械监管来纠正错误。在1976年通过《医疗器械修正案》后，该机构有了更多的权力对发现有危险的器械采取行动。根据所需的联邦监督水平，《医疗器械修正案》将所有医疗器

96 械的审批规定重新划分为三类：第三类器械风险最高，规定最多；第一类器械设备最温和，规定最少；第二类是，女性主义健康运动看到了一个将历史上使用过的技术——宫颈帽——重新引入美国市场的机会，她们将精力转向了实践。

隔膜、宫颈帽和女用安全套

20世纪上半叶的生育控制者们对能否找到在功效、安全、低成本、易用性和疾病防护性方面与男用安全套相当的屏障方法非常感兴趣，同样这也是20世纪下半叶及以后的人口控制者和生殖健康倡导者们的兴趣所在。随着女性主义活动的重心、非政府组织和私人基金会的支持程度、国家和国际器械法规的变化，以及使用者需求、兴趣和动机的变化，隔膜、宫颈帽和女用安全套在全球市场上的地位也经历着兴衰沉浮。

除了在序言中推荐达康盾节育器，《医生反对避孕药的案例》这本书还包括把隔膜和宫颈帽作为避孕药替代品的宣传[6]。波士顿女性健康图书合作组在1970年出版了很快成为经典的《女性和她们的身体》油印小册子（后改名为《我们的身体，我们自己》），其中也提到这些屏障方法，但也指出了获得它们的困难。由于这两本出版物，美国女性开始向她们的妇科医生询问有关宫颈帽的情况，但并没有得到什么帮助，因为医生们也普遍缺乏有关该器具的知识。女性主义健康运动（西曼在其中发挥了核心作用）开始在全国范围内建立志愿者经营的医疗诊所，主要致力于女性生殖健康，并在1975年建立了“女性主义女性健康网络”（FWHN）（见第三章）。这些诊所最初侧重于为客户提供有关避孕、堕胎和生殖健康的信息，并提供机会让她们互相讨论和提升观念。很快，人们就意识到，女性不仅需要信息，还需要能帮助她们不吃药就可以避孕的技术。

97

新罕布什尔州康科德市和爱荷华州爱荷华市的女性主义健康诊所开始从唯一一家还在生产这类产品的制造商——英国的兰伯茨·道尔斯顿有限公司进口宫颈帽，因为在美国国内并没有制造商。女性主义者在扩大宫颈帽销售方面面临的挑战，来自1976年《医疗器械修正案》的第三类限制，即只允许医生接受和销售未达到特定安全要求

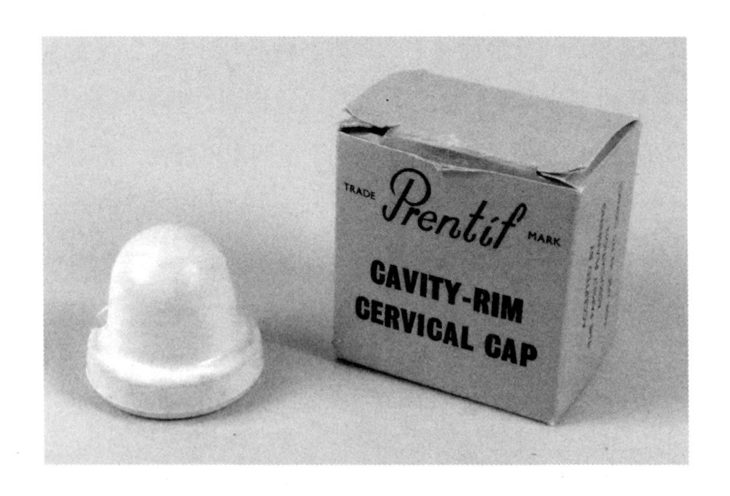

图14　普雷尼夫腔缘宫颈帽，兰伯茨·道尔斯顿有限公司，伦敦，约1979年

（来源：华盛顿特区史密森学会美国历史国家博物馆医学和科学馆）

的设备。不久之后，美国海关没收了一批宫颈帽，它们是运往洛杉矶一家非专业人士经营的女性健康诊所的。形势迫使女性主义健康诊所亟须找到不同的策略来为客户提供宫颈帽，因此她们决定加入美国国家儿童健康和人类发育研究所（NICHD），一起呼吁进行避孕器械试验。试验于1980年开始[7]。

这项试验获得了成功，患者基本给出了正向的体验反馈，受此启发，更多女性健康中心决定采取下一步措施，以获得销售兰伯茨公司生产的三种宫颈帽的批准，这就是要达成一次研究性器械豁免（IDE）[①]。IDE允许他们用更大的志愿者样本测试该器械。许多患者对这种宫颈帽的优点表示欣赏，比如不含激素，可重复使用一两年，可在性生活前数小时置入，但它也有缺点，就是取出后会渗漏并有异味，伴侣的阴茎会撞到它并出现瘀伤，而且在剧烈或长时间的性活动中它偶尔会脱落。1984年，美国食品药品监督管理局拒绝了一个叫作“维姆勒”的品牌的避孕帽，因为它让女性志愿者的子宫颈出现了小的撕裂，但另一个叫作“普雷尼夫”的品牌在1988年5月获得了批准。然而，出于不明原因，兰伯茨公司选择了一个与女性主义女性健康网络无关的美国经销商，在与该网络进行了一番充满怨念的来回通信之后，后者于1991年放弃了这个长达十年的项目。1999年7月一种名为“女用杯”（FemCap）的硅胶宫颈帽在欧洲上市，2003年3月开始进入美国市场，它和兰

99

① 研究性器械豁免，指的是让研发中的医疗器械可以免于针对以上市销售为目的的器械产品的种种管制，而以较简单的方式让生产商通过临床试验来收集关于其安全性和有效性的信息。

伯茨无关[8]。尽管女性主义女性健康网络想要把宫颈帽带给她们诊所的女性用户们的努力没有获得成功，但它成功地引起了公众对这项技术的关注，从而使得其他人后来能够利用这一市场，即采用女性控制的屏障避孕法。

比宫颈帽大的隔膜也重新出现了。佐治亚州亚特兰大市的女性主义女性健康中心在20世纪90年代参与了一个名为“莱亚之盾”的硅胶版本的测试，它是为未产（从未怀孕过的）女性而推出的。该装置在中间有一个孔，称为翼阀，据说是可以让宫颈分泌物排走，不过这也造成一个明显的设计缺陷，限制了其效用。美国食品药品监督管理局在2002年通过对它的批准，但制造商在2008年就停产了。如今在许多国家，无论有没有处方，都可以买到一种名为“卡亚”的德国产硅胶隔膜。和宫颈帽的情况一样，隔膜与杀精剂一起使用可以提高其功效[9]。

100

另一种屏障方法，即女用安全套，在20世纪80年代末成为国际公共卫生界的焦点。在此之前，女用安全套偶尔被提到，是在玛丽·斯托普斯1924年出版的《避孕（生育控制）：其理论、历史和实践——医学和法律专业手册》一书中。她在书中指出了这种装置的好处：“它们确实避免了个人的不适……即导致［男人］在自己戴上安全套后勃起减少。有时，女性意识到她的丈夫染上了性病……这样一位不幸的妻子当然应该使用这种保护套。”[10]尽管女用安全套可能改善了男人的勃起情况，减少了疾病的传播，但它们也可能覆盖阴蒂（取决于长度和位置的不同），降低女性的性欲。在前戏阶段得花点时间才能戴上，需要使用杀精剂，相比于男用安全套，它们很昂贵，而且在英国以外的地方很难买到。

伴随着类似的正反两方的争论，女用安全套在20世纪80年代末再次出现，主要是由于当时非政府组织在寻求一种可在发展中国家轻松而廉价地生产和销售的、由女性控制的避孕药具。一种名为“比基尼安全套”的短命产品，即带有一个灵活阴道袋的可抛型乳胶内裤，在1991年出现后又迅速消失了。1990年，丹麦医生拉斯·赫塞尔推出了一种寿命较长的聚氨酯产品，几年后，威斯康星制药公司（后改为女性健康公司）跟着推出了它的产品“真实”。这些产品反复遭到的投诉是，它们有异味，而且在性交时吱吱响。现在由维鲁股份有限公司生产的第二代产品FC2，由丁腈护套和外环组成，于2009年获得美国食品药品监督

101

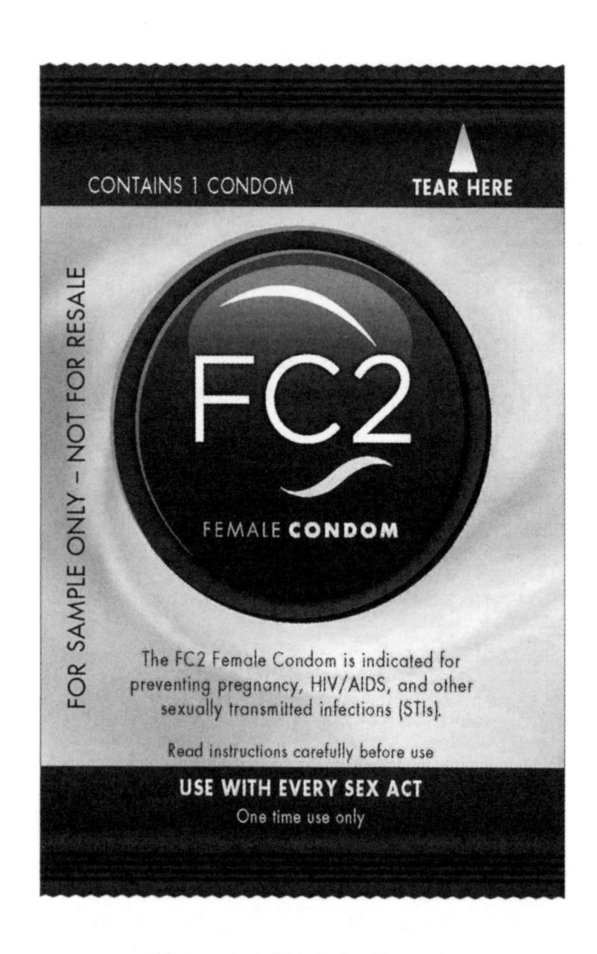

102

图15　FC2女用安全套，约2018年

（来源：经善意许可，转载自女性健康公司，维鲁股份有限公司，英国伦敦）

管理局批准。在美国，它们在2018年10月被重新分类，从第三类器械改为第二类器械，其官方名称也从“一次性女用安全套”改为“一次性内置安全套”。这种分类的转变表明，这项技术不再需要上市前许可，已被证明安全有效，并可在柜台销售。此外，名称的改变使该技术更具有跨性别的包容性，重点是其位置而不是使用者的性别[11]。

安全套

103

这么多年来，安全套的基本技术几乎没有变化，尽管不同尺寸、质量、润滑剂、杀精剂、颜色、质地和厚度的供应已经显著增加。安全套在20世纪80年代博得了进一步的长远意义，它不仅在预防怀孕方面发挥作用，而且在艾滋病危机的高峰期，成为同性恋社群“防止疾病传播的救生保护”[12]。虽然都是同一种物品，但其进口、制造、广告、销售或赠送的国家背景以及使用的原因，却因国家法律、医疗保健法规、宗教水平和避孕文化不同而各异。为了说明这些差异，本节研究了20世纪中期至今三个国家的安全套历史：日本、爱尔兰和乌干达。

这么多年来，安全套的基本技术几乎没有变化，尽管不同尺寸、质量、润滑剂、杀精剂、颜色、质地和厚度的供应已经显著增加。

在第二次世界大战盟军占领日本期间及之后，该国领导人旨在通过推广避孕药具、降低堕胎率和消除贫困来稳定国家。1948年修订的《药事法》①明确允许销售安全套和避孕膜，内阁委员会于1951年10月制定了一项国家政策，以普及避孕并训练节育指导人员。日本国家公共卫生研究所所长古矢义夫的研究得到了联合国人口委员会和避孕药具倡导者克拉伦斯·甘布尔的支持。甘布尔推崇海绵泡沫粉和杀精剂凝胶，但古矢发现他采访的大多数人更喜欢安全套：16至49岁的已婚女性中，安全套使用率从1950年的35.6%上升到1969年的68.1%[13]。

105

这种偏好一直很稳定，因为缺乏其他选择，且国家对安全套行业实行保护。1968年，该国四家大公司和十几家小公司生产的安全套占世界总产量的35.5%，日本品牌的聚氨酯安全套因其超薄（低至0.01毫米）和耐用而在全球享有盛誉，它们能提升性交过程中的感觉②。安全套行业占

① 1925年日本颁布了在该国药政管理历史上具有重要的地位《药剂师法》，1943年发展为最初的《药事法》，此后经过多次修订。

② 市售安全套主要有三种材质：乳胶、聚氨酯和聚异戊二烯。聚氨酯是一种被引入不久的新型材料，优点是不易过敏，可以做得很薄，则相对厚的材质来说能增加敏感性，但它的耐磨损性其实较低，文章中的耐用应该是相对同类材质的其他产品来说才比较合适。

主导地位的一个结果是，日本厚生劳动省的中央药品咨询委员会在1999年6月才批准激素避孕药的销售，比它在美国上市晚了39年。铜制T型宫内节育器也在同年获得了国家批准，距离它在美国首次亮相也已经过去了15年。2010年的一篇文章指出，许多日本女性不喜欢避孕药，因为会导致腹胀、体重增加，而且需要处方；使用这种避孕药的人通常出于其他目的，如月经调节。2016年，一项针对16岁至49岁已婚日本女性的调查显示，她们使用安全套的比例为83.4%，使用避孕药的比例为3%[14]。现在，从“皮肤角”小货亭到多层百货商店，任何地方都可以买到日本安全套，尺寸、颜色、味道和厚薄令人眼花缭乱。在长达几十年的时间里，避孕药和宫内节育器被判为非法，这一事实支持了安全套行业的创新和创造，同时也限制了避孕药替代品的可见性和可取性。

在爱尔兰，近60年来，人们很难找到安全套或任何其他避孕药具。1935年的《刑法修正案》将销售和进口避孕药具定为犯罪，以与天主教会禁止人为限制生育的规定保持一致。不过到了1973年，避孕药具已经得到了宪法允许，可以让已婚夫妇使用，1979年的《卫生和计划生育在爱尔兰，近60年来，人们很难找到安全套或任何其他避孕药具。

法》确认已婚人士可以凭医生处方从药剂师那里购买避孕药。1985年，该法案得到修订，避孕药具被允许在无处方情况下向任何人销售，但销售范围仅限于药店、医疗诊所和医生办公室。1992年，避孕药具被完全合法化，部分原因是对该国艾滋病危机的反应，只不过时间上有些滞后[15]。

数十年来的行动主义努力为避孕药具合法化铺平了道路。1971年5月22日，爱尔兰女性解放运动的成员一度组织了“避孕列车”行动，从都柏林开到北爱尔兰的贝尔法斯特，在贝尔法斯特，避孕药具是合法的。这些活动人士决定提请人们注意她们的“禁锢或变革”文件，该文件向爱尔兰政府提出了六项要求，其中包括避孕、同酬及法律面前人人平等。她们购买安全套、宫颈帽、宫内节育器、避孕药和杀精剂，并把它们带回都柏林，意图挑衅康诺利火车站的海关官员，让他们逮捕自己。在政府的命令下，海关官员们没有回应挑衅，而是让她们过了关。这次行动并没有改变法律，但女性的集体努力突出反映了国家禁止避孕是多么荒谬[16]。

除了这次避孕列车行动外，计划生育服务有限公司（后来的爱尔兰计划生育服务）在20世纪70年代建立了女性保健诊所，激进的女性主义者支持了一个“避孕行动方案”（CAP），在都柏林和科克建立了临时的避孕商店。由于法律禁止进口用于销售目的的安全套，女性保健诊所选择规避这一点，不卖但免费赠送，同时请求捐款以支持其教育活动。这两个团体都包括新教徒，他们习惯于在其他问题上绕过天主教会。合法化的最后推动力出现于20世纪90年代初，动力源有两个——一个是名为“安全套意识”的团体，1992年他们坚持在酒吧和俱乐部的非医疗空间设置安全套自动售货机；另一个是爱尔兰计划生育协会在都柏林维珍大卖场的摊位，他们在1990年1月向一名警探出售“伴侣”牌安全套，故意挑起法律行动。这些团体的非法活动“建立了新型爱尔兰避孕参与模式，不是由国家提供的，不再被宗教道德和保守医疗权力所渗透，而是以与客户的团结、关怀，甚至幽默为特征”[17]。1971年到1992年间，安全套在爱尔兰公共文化中的象征价值不断变化——首先是作为计划生育的工具，其次是争取生殖权利的核心要素，最后是性健康的象征，可以不那么担心性病去享受性快感。

109

在乌干达，受到长期的传教士传统、根深蒂固的同性恋恐惧症以及公共和私人环境中的性别角色冲突的影响，安全套扮演着不同的角色[18]。计划生育组织在20世纪50年代开始分发安全套，但这种分发从来都无法全面到位。许多乌干达人都有保守的基督教信仰，长期以来反对同性恋（2009年该国秋季颁发了一项无效的法案，规定某些形式的同性恋可被处以死刑），加上总统约韦里·穆塞韦尼和第一夫人珍妮特·穆塞韦尼对禁欲的推广，导致大部分地区很难定期获得安全套。该国的生育率和艾滋病毒感染率也很高。2017年，每名女性生育6.77个孩子，4.5%的男性和7.3%的女性艾滋病毒检测呈阳性[19]。从理论上讲，许多人会对限制疾病暴露和控制怀孕这两点感兴趣，但安全套的使用率就是很低。

110

20世纪90年代在乌干达西南部对当地男女进行的聚焦访谈，显示了安全套这种物品是如何被压缩进多重意义的，以及为什么非政府组织和公共卫生部门扩大和稳定安全套市场的企图往往无法成功。许多女性对安全套没有信任感或不相信伴侣会正确地使用。一些人认为，它可能会从阴茎上掉下来，卡在子宫里，而且男人想让他们的伴侣怀孕时，会不经她同意就在安全套上打洞。此外，一位女性坚称使用女用或男用安全套会颠覆性爱中的传统性别角色。受访男性认为，出于制造商的操作或不当的储存，安全套是多孔的，会让艾滋病毒通过。在长期关系中使用安全套相当于承认不忠[20]。因此，安全套是一种保护提醒，一种性伴侣之间防止性传播疾病和怀孕的屏障，一种控制自身健康的手段，一种意味着性工作者较低收费的装置，一种表明伴侣关心自己安全的信任象征，同时也是不信任和不忠的象征，任何一方都可以破坏。

111

活动家、非政府组织、国家卫生部、计划生育诊所和性活跃人士都切身明白围绕安全套的所有复杂情况。从2013年到2015年，该国卫生部实施了一项综合安全套规划战略，最终形成了一份报告，概述了全国安全套的使用、分发和获取状况。报告显示，负责所有基本药物分发的国家医店、乌干达健康营销集团和私营非政府组织都参与了安全套的分销。多种因素影响了安全套的被采用：缺乏关于正确使用安全套的培训；进口劣质或过期的安全套带来的不信任；仓库和分销中心的存储空间不足；分销模式的缺陷导致一些地区出现断货；需求量最大的星期六晚上无法获得安全套；对携带安全套的非性工作者女性存在偏见；以及政治和宗教领袖的反避孕宣传。

此外，尽管女用安全套在20世纪90年代就已经引入，但由于缺乏获取和了解的机会，其使用率仍然很低。报告明确指出："安全套的使用和安全套的分发是相互关联的。分发的安全套数量越多，更多人使用安全套的可能性就越大。"[21]该报告说明了想要确保在全国范围内持续供应高质量安全套，让用户在最需要时能够获得它们是多么复杂的一件事。乌干达的安全套处于一整套复杂的拉锯战之下：有非政府组织和营利性制造商之间的拉锯战、支持及反对避孕的政府机构之间的拉锯战、开明的性别理想和父权的性别理想之间的拉锯战，还有对安全的渴望和避免羞耻尴尬的需要之间的拉锯战。

112

杀精剂和海绵

1951年，壬苯醇醚-9获得专利后，大多数对杀精剂感兴趣的研究人员将注意力转向了杀精剂的悬浮介质。由于杀精剂通过机械和化学两种途径起作用，因此找到一种性能良好的悬浮和输送介质对其有效性至关重要，这种介质要能覆盖阴道并在性交时留在原处。出于明显的道德问题，即试剂有可能会失效，杀精剂测试需要在体外（实验室）而不能在体内（人体）进行，这阻碍了科学家在真实人体条件下测试候选物质的功效。20世纪50年代末和60年代初，一些美国研究人员尝试了家庭测试——举例来说，有测试对象被要求在性交时使用“伊莫可”气雾剂泡沫，结束后四个半小时内到实验室进行检测。另一位研究者要求女性被试将新鲜的（刚排出一到两小时内）精子样本带到实验室，被试者在涂抹杀精剂并用阴茎状的管子自慰两分钟后，医生将一针管丈夫的精子“射”入她体内；然后用拭子在其阴道的不同部位采样，看杀精剂的效果如何。这位研究人员指出，“宫颈覆盖量至少部分取决于插入的深度、力度和持续时间；动作深比动作浅更容易干扰杀精剂”。此外，如果性活动持续超过两分钟，阴道pH值和温度的变化会影响杀精剂的持久力[22]。

113

后一个实验突出了避孕研究中显而易见但未被充分研究的一个问题：人们的性生活方式会影响屏障避孕药的有效性。威廉·H. 马斯特斯和弗吉尼亚·E. 约翰逊在1966年出版了《人类性反应》，从此名扬天下。而在那之前，他们实施的一项研究就强调了上述问题。在美国国家产妇健康委员会的要求下，马斯特斯和约翰逊对注入泡沫、乳霜和凝胶中的杀精剂进行了测试，这些女性要么用带相机的假阴茎自慰、以不同角度达到高潮，要么与现实生活中的伴侣以多种姿势做爱。他们发现，“德芬”乳霜和“伊莫可”泡沫提供了最好的覆盖，而且在传教士体位并且有足够前戏的情况下，产品分布均匀，覆盖效果最好。测试还显示，以不同姿势做爱、前戏和性交的长度、女性的自然润滑程度、女性已经生过的孩子数量，以及使用人工润滑剂都会对避孕效果产生影响[23]。

114

20世纪70年代，其他一些科学家尝试了替代的给药方法，但持久力都不强。英美研究人员尝试了C膜，一种性交前30分钟在阴道内溶解的薄膜，世卫组织的科学家在1979年研究了一种放置于阴道内部的杀精环。诺瓦公司试图销售一种名为“风味概念”的香味杀精剂，专门用于口交。同样在20世纪70年代和80年代，有实验室测试表明，杀精剂有可能预防性病，包括淋病、衣原体病和艾滋病。然而，世卫组织生育健康与研究部的科学家后来发现，壬苯醇醚-9实际上会刺激阴道，使艾滋病毒传染的可能性变

115

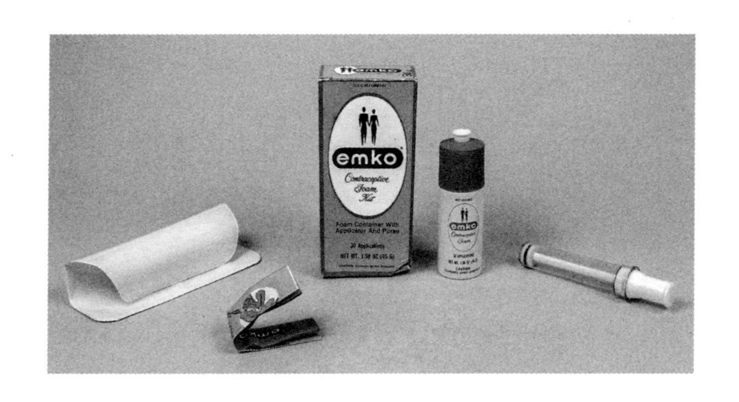

图16 伊莫可避孕泡沫包，先灵制药公司，新泽西州肯尼沃斯，约1965年
（来源：华盛顿特区史密森学会美国历史国家博物馆医学和科学馆）

得更大[24]。最后需要指出，在单独使用的情况下，杀精剂只是中等有效，但与屏障方法结合能达到最大效用。

这类屏障方法包括“今日”海绵（一种浸透了杀精剂的可抛型聚氨酯海绵），它于1983年4月被美国食品药品监督管理局批准，1995年1月停产。在1994年3月，“今日”海绵的制造商——坐落于加州科斯塔梅萨市的VLI公司——收到美国食品药品监督管理局的通知，要求对其唯一的生产设施进行升级。该家公司负担不起升级费用，转而关闭了该设施。VLI的决定成了20世纪90年代美国流行

116　图17　今日牌阴道避孕海绵，VLI公司，加州科斯塔梅萨，约1983年（来源：华盛顿特区史密森学会美国历史国家博物馆医学和科学馆提供）

文化的一部分，电视剧《宋飞正传》中的人物伊莱恩（茱莉亚·路易斯-德瑞弗斯饰）囤了不少这种即将停产的产品，只有当一个潜在伴侣是“值得用海绵”时才会做爱。虽然意在幽默，但这一剧集强调的是产品供应方面愈加严重的问题。此后，其他几家公司也试图生产和销售类似产品。目前，美国厂牌梅耶实验室能提供一种无需处方即可在药店购买的海绵[25]。

最终，到20世纪60年代，将栓剂和冲洗剂作为避孕药具的营销几乎消失了。美国的冲洗剂制造商们，如生产“马森吉尔冲洗剂”的比彻姆-马森吉尔制药公司和生产“杰妮恩冲洗剂”的莫顿-诺威奇产品公司，开始打着“女性卫生”的旗号来推销其产品。现今的冲洗剂配方没有过去那么涩，但对阴道健康来说仍是无使用必要的。

草药与高温

117

避孕药出现之后，用于避孕目的的草药使用有所减少，但并未消失，不过专业研发的方向从女用转为男用。20世纪70年代，在世卫组织男性生育力调控方法特别工作组的支持下，中国对一种最初很有希望的男性草本避孕药进行了研究。在整个十年中，中国调查人员在全国1.4万名男性身上测试了棉籽油的一种成分——棉子酚。这些人每天服用一剂该油，连续几周，然后改为每周服用一到两次，有效性达到了99%。不幸的是，其严重的副作用（疲劳、缺钾、恶心、头晕、腹泻、循环系统问题、心衰和永久性不育）是无法解决的问题，这阻止了世界卫生组织对进一步的临床研究进行赞助[26]。草药避孕现在很少见，即便有人使用，通常也是在月经调节的幌子下进行的。

通过温度来改变生育体是医生们探索的另一个途径。由于睾丸必须保持比正常体温低几度才能维持正常的精

118

子生成，于是有人试验了一些步骤和装置，以加热睾丸来杀死精子。1930年至1950年在印度工作的瑞士医生玛尔特·沃伊格利提倡一种“湿热”法，即男性将其睾丸浸泡在116华氏度（约46.7摄氏度）的浅水浴中，每天45分钟，持续三周。尽管她宣称这种暂时不育只会持续6个月，届时将恢复正常生育能力，但采用这种方法的男人也寥寥无几。因在20世纪50年代测试激素药片而闻名的约翰·洛克，在60年代也探索了这种方法。他与哈佛大学的一位医生同事合作，开发了隔热内裤——一种去掉硬塑料并以油布和纸巾代替的护裆，可以使睾丸保持在一个较高的温度。他们把这种方法称为“人造隐睾症”，因为它模拟了隐睾症（一或两个睾丸下降不全）这种可以杀死精子的医学症状。20世纪80年代末至90年代中期，一位法国医生恢复了这种方法，自行设计了一种内裤，但它也没有引起公众或医学界的持续兴趣[27]。

择时法

比草药法或高温法更流行的是对择时法的重新关注。

119

避孕药迅速在世界范围内被采用之后，罗马天主教会高层决定重新审视其在避孕问题上的立场，并于1963年10月成立了一个人口、家庭和生育教宗委员会。委员会的多数报告于1967年春被透露给了公众，其中表明“对于许多希望实现负责任的、公开的、合理的父母身份的夫妇来说，避孕的规定似乎是必要的”。然而，教皇保罗六世在1968年7月的通谕《人类生命》中决定无视教宗委员会的报告。通谕拒绝了关于允许已婚夫妇使用避孕药的建议，而是重申其禁止“在性交前、性交时或性交后专门用于阻止生育的任何行动”的立场，此外还拒绝了自愿和非自愿的绝育手术。《人类生命》对已婚忠实教徒们提出了一个积极的建议：鼓励在女性的不孕期进行性生活。一开始，教会提倡“安全期法”，但后来把重心放到了“自然计划生育”（NFP）上[28]。

随着通谕的消息传遍全世界的天主教信徒、神职人员、医生和支持者，他们必须做出决定，是否遵守并宣传这个意料之外的指示。许多人曾预期通谕会批准避孕药的使用，所以在避孕药广泛可得之后一直到通谕颁布这七年时间里，他们都在鼓励信徒使用避孕药。例如，秘鲁利马

120 的红衣主教胡安·兰达苏里起初支持该药，并支持在与当地教区有关的八家实验诊所进行试验，但通谕之后，他的支持便逐渐减弱了。一些天主教医生支持避孕药，以帮助那些希望更准确地使用择时法的女性调节月经周期。尽管如此，到了20世纪70年代末，秘鲁天主教领袖们对避孕药的任何残余支持都已荡然无存。拉丁美洲红衣主教最终也决定支持教皇的决定，至少在公开层面上如此。哥伦比亚波哥大市罗萨里奥大学的学生因此罢课，在医学院前举行讽刺通谕的抗议活动，并被逐出大学。从1960年到1987年，一项对全世界天主教女性的纵向调查表明，《人类生命》对她们是否服用避孕药的选择几乎没有影响[29]。世界各地的教会在替代方法上存在更多不平衡性。安全期法是根据女性过去的月经周期和基础体温，通过算法预测受孕率，在每个月排卵后相对准确，但在排卵前则不那么准确。

为了提高择时法的准确性，天主教会现在推广三种自然生育计划方法，并要求一起使用：宫颈黏液观察和记录、交感神经方法（记录基础体温以确定排卵时间），以

121 及交感神经激素方法（自检尿液中的生殖激素）。一个女人的体温上升半度，表明排卵已经发生。当她的宫颈液质

地改变了，宫颈的质地和形状也发生变化。根据美国天主教主教协会的说法，“自然生育计划在所有计划生育方法中独一无二，因为它让使用者能够与身体合作，而不是与之对抗。生育力被视为一份礼物和一种生活的现实，而不是一个需要解决的问题。自然计划生育法尊重上帝对婚姻爱情的设计！”[30]

无论是否属于神圣计划的一部分，择时法不只是忠实天主教徒的特有选择，也是那些有兴趣避免使用激素或屏障方法的人用来管理生育能力的选项。“生育意识方法”（FAM）使用了与自然生育计划类似的技术（黏液、温度和激素跟踪），但其追随者们采用它的理由明显不同。它摒弃被禁的屏障方法或化学物质，这一点吸引了宗教人士，但不用化学物质这一点吸引的是那些力图保持身体不摄入人造激素的人。自然生育计划和生育意识方法仅限于一小部分愿意根据每月“安全”期限性交的用户：她们相信自己伴侣不会作弊或违反时间规则；她们没有性病传播的风险；她们也没有罹患甲状腺功能减退或多囊卵巢综合征等扰乱月经的病症。使用生育意识方法而不是自然生育计划的人弃用激素节育，但如果想在排卵期做爱的话，也 122

会使用屏障方法。英语世界最著名的生育意识方法推广人托尼・韦施勒认为，这种方法提升了使用者的性生活："如果她的伴侣参与到她的计划制订中来，她就可能在性上面给出更多回应。实质上，通过他的行为，他可以向她展示自己是多么尊重她的身体和舒适感，以及多么希望分担避孕的责任。"[31]

这一番言辞可谓动听，但可用于管理这些方法的技术已经发生了变化，令追踪变得更加私密。过去五年里，随着使用智能手机处理日常任务变得非常普遍，一些公司已经开发了一些手机应用程序，帮助人们用一个手持设备和一个温度计来追踪受孕率值。其中包括Conceivable、Glow、Natural Cycles和Daysy，后二者能通过品牌温度计跟录用户的每日温度读数。韦施勒推广的OvaCue包括一个监测唾液和宫颈黏液的仪器。还有一款开发总部位于瑞典的应用程序Natural Cycles，尽管他们色彩淡雅的网站上给出了质量控制和高有效率的保证，而且在2018年8月被美国食品药品监督管理局批准用于18岁以上的女性，但准确遵循程序指示的用户也有意外怀孕的情况发生。一位英国记者通过描绘一个完美用户的形象，讲述了她在该应随着使用智能手机处理日常任务变得非常普遍，一些公司已经开发了一些手机应用程序，帮助人们用一个手持设备和一个温度计来追踪受孕率值。

用上的失败经历。“我现在知道，理想的Cycle用户是狭隘的、相当老派的一类人。她有一份稳定的关系，一个稳定 124 的生活方式。……她大约29岁，很少发烧或宿醉。她对受孕率值很了解，并致力于追踪自己的情况。我可以补充几点，她的手机从未丢失或损坏过，她上班从不迟到。她每天都在同一时间醒来，手机充满电，温度计触手可及。”[32]无论用户出于宗教、健康还是其他动机，使用自然计划生育方法需要一定的谨慎、个人健康、规律的生活方式，并减少旅行，这些都可能降低该方法的成功机会。

绝 育

尽管如今在许多国家，绝育作为一种自愿的、永久性的避孕方法是合法的，并且有效率接近100%，但在过去，人们常常被迫绝育，甚至现在也还有这种情况发生。本节第一部分将重点介绍美国、印度和秘鲁这三个国家是如何通过颁布绝育计划为政治议程服务的。绝育是政府的一种残酷工具，他们想要限制有色人种、低种姓、低阶级和穷 125 人的生育。对于那些自愿选择绝育的人，特别是那些有子宫者，新近形成的程序也有问题，本节第二部分对它们进行了述评。

第一，在美国，倡导团体“全红族女性”（Women of All Red Nations）估计，1968年至1982年间，大约42%的美国原住民女性接受了绝育手术，在一些保留地[①]，这一比例高达80%。位于南达科他州安第斯山脉的美国原住民女性健康教育资源中心指出，“许多原住民女性选择输卵管结扎术，是因为没有其他选择，或者是因为在印第安卫生服务机构里这类选择非常有限”。在20世纪70年代和80年代初，非裔美国人、波多黎各人和墨西哥裔美国女性也成为各州绝育计划的目标，同时被拒绝提供堕胎补助（见第五章）。“联邦医疗补助计划”是为低收入美国人提供的医疗保健计划，它涵盖了绝育费用，但不包括堕胎。尽管腹腔镜技术的安全性随着时间推移有所提高，但非英语母语的女性或识字较少的女性，往往还未完全理解那些令人困惑的指导原则，就被迫同意进行绝育手术。[33]

---

① 指的是印第安保留地，白人统治者吞食了他们原来的土地之后专门划分出来给印第安人居住的区域。

126

第二，强制绝育也成为印度从1975年6月持续到1977年3月的“紧急状态”的一个标志性因素。英迪拉·甘地和国大党宣布全国进入紧急状态，目的是应对她和她的政党面临的危机。他们在选举舞弊案中被做出有罪判决，之后非但不辞职，反而建立专制统治，终止公民权利，以便“中央政府明确授权实施压迫与强制”。人口控制是民权镇压的一个关键部分，尽管自1966年开始实施的绝育计划已经影响到1800万人。卫生和计划生育部长卡兰·辛格在1976年4月制定了一项国家人口政策，并为每个邦制定了绝育目标。一些邦政府批准向同意绝育的男子按其已有孩子数量支付现金，通常是一个月的工资，其他邦政府则要求使用公共服务的人进行绝育，如申请驾驶执照、枪支许可证和银行贷款。1976年，全国共进行了825万例绝育手术（620万例输精管切除术，205万例输卵管切除术），1977年又进行了575万例。这些手术的安全性远远不够，因亲人术后死亡而要求赔偿的家庭达到1800个[34]。

在印度紧急状态之前和期间，该国的绝育对象包括女性，也包括男性，但在秘鲁，前总统阿尔韦托·藤森独裁统治下实施绝育计划的主要对象是女性。藤森的目标是降低出生率，以减少贫困。与美国和印度一样，那些被迫接受绝育手术的人没有被告知其他避孕选择或手术潜在的致命风险，且往往是还在怀孕期间或刚刚分娩后就被迫同意进行手术。因此，在1996年至2000年期间，大约有26.1万名主要讲克丘亚语的原住民女性非自愿地接受了绝育。秘鲁政府收到了2000起强迫绝育案件的报告，美洲人权法院确认这些案件是对人权的侵犯。目前，藤森因腐败和侵犯人权而被关进监狱，但他所受的惩罚并无法将生育能力还给受害者们[35]。

127

那些自愿寻求绝育的人，通常是把这作为激素药片和宫内节育器的替代品，遇到了另一系列问题。大多数美国医院，如果没有因为他们的天主教关系而完全禁止这种手术，都有一个年龄校验规则，或120规则（有时是150或175规则）。该规则规定，除非一位女性的子女数和她的年龄乘积大于等于120，否则不能进行绝育手术。在20世纪60年代末和70年代初，人口控制组织（自愿绝育和人口零增长协会）和州一级的美国公民自由联盟（ACLU）分支机构联合提起一系列诉讼，挑战绝育法。1973年哈撒韦诉伍斯特市医院案的上诉法院判决后，大多数公立医院撤销了年龄校验规则，这扩大了两个月前罗诉韦德案①和多伊诉博尔顿案的判决所确立的生殖自由。然而，宗教医院的限制没有受到影响，另外，要求丈夫同意的限制在公共医疗机构中经过了更长的时间才被淘汰[36]。

哥伦比亚女性对该手术的看法和美国女性不同。由于男性通常不承担避孕的责任，女性渴望一种她们可以控制的手段，这种渴望使得绝育成了20世纪70年代到90年代哥伦比亚最流行的避孕方法。70年代初，哥伦比亚的医生们会前往美国马里兰州巴尔的摩市的约翰·霍普金斯大学学习腹腔镜技术，而该国女性能从这些医生那里获得绝育手术的服务。虽然官方禁止罗马天主教徒绝育，但哥伦比亚的医生们为了病人的健康考虑，以及为了满足她们控制生育的意愿，还是倾向于进行绝育手术[37]。

此外，尽管输精管切除术是一种可在门诊进行的简单外科手术，不需要全身麻醉，但女性的绝育选择，除了一些腹腔镜操作（输卵管或卵巢切除），还需要全身麻醉和

① 2022年6月24日，美国联邦最高法院又推翻了“罗诉韦德案”在1973年1月22日做出的判决，这意味着女性堕胎权从此将不再受到美国宪法保护。

开腹手术。1981年，英国诺丁汉出现了一种由钛和橡胶组成的“菲尔希”夹[①]，从那时开始，发明家、医疗设备公司及制药公司设计了一系列植入式装置，并向市场推出。在澳大利亚、加拿大、爱尔兰和英国，菲尔希夹子已被用于数以万计的绝育手术，但在美国，自1996年开始，就有医学文献和消费者报告指出，它引起了组织坏死。它和其他一些植入式装置，如“胡尔卡-克莱门斯”夹、“法洛普”环和硅橡胶环，都有过脱落、移位和嵌入身体其他部位的情况，还有的会经阴道排出——有时是在植入几十年后[38]。

129

尽管在绝育手术方面一直有问题出现，并不断有关于非自愿植入装置的报告，但植入装置的方法仍在持续开发之中。2002年，美国食品药品监督管理局批准了一种名为“伊修尔”的方法，这是制药公司拜耳为21岁至45岁的女性设计的，通过子宫将一个镍钛合金线圈置入输卵管，造成瘢痕，堵塞输卵管。瘢痕形成耗时三个月，最后需要通

① 一种用于腹腔镜手术或微创手术的阻断器材，当在绝育术中使用时，可以达到快速堵塞输卵管的目的。

过特殊的X光检测来确定其完成。到2015年，约有75万名女性接受了“伊修尔”，不过因为其副作用，拜耳公司从2018年12月31日起在美国停止了这种手术。该公司在该器械的主页上表示“业务不再持续”，部分可能是因为加拿大、芬兰、荷兰和英国已禁止销售“伊修尔”。它的副作用可能表现为此前未知的金属或镍过敏，包括轻度至中度疼痛、痉挛、阴道出血、头痛、恶心、呕吐、头晕、晕厥和异位妊娠[39]。

130

对于有子宫者来说，绝育方法仍然存在很多问题。历史上的非自愿绝育影响了社会文化和医学对自愿要求这种手术的看法。即便手术是自由选择的，自20世纪80年代以来使用的许多技术和方法也存在着长期健康风险。当下的短期风险和长期风险统一被称为植入后综合症——那些有意采取这种方法的人必须认真加以对待。

结　论

避孕药出现在各国市场上，而且它的副作用也得到了公布，这促进了对其他避孕方式的研究和宣传，包括宫内节育器、宫颈帽、隔膜、择时法和自愿绝育。避孕药挑战了各个国家对何种避孕方法（如果该国允许避孕的话）最适合本国公民的看法，并促使他们采取行动。尽管一些国家层面关于避孕的决定、法规和法律伤害了公民（最突出的是非自愿绝育和“达康盾”），但地方公共层面和个人层面的决定（如爱尔兰正在进行的公民行动）表明了一种帮助人们解决避孕需求的草根热情。

131

与此同时，在那些安全套的性病保护与控制生育同等重要的地方，引入避孕药起到的作用则更为次要。许多避孕相关政策和指令是由国际和国家管理的高层指定的，但任何避孕措施的有效性，都取决于个人使用者的设施、获取途径和使用决心（加上伴侣的同意）。目前还没有一种有效、经济、安全且易于所有人使用的方法得到普遍认可，这一情况仍然存在，而活动人士、理论家和历史学家将注意力转向阐述一个框架，用以对正在前进中的生育公正行动进行评估。

5

第五章　生育公正框架下的避孕措施

133

生育公正概念的发展，为重塑避孕的过去、现在和未来提供了一套重要的智识和实践工具。学者兼活动家洛瑞塔·罗斯和里奇·索林格尔明确指出了生育公正的前提："生育的权利和不生育的权利——身体自决的权利——是一项基本人权，也许是最基础的人权。"[1]生育公正起源于第二次世界大战后的国际人权活动和发展援助的全球化，以及20世纪60年代的公民权利和女性权利运动。生育公正作为人权的一个具体迭代，出现于20世纪90年代，来自有色人种女性主义者组织的生殖权利团体之间的合作。本章将运用运动组织者和历史学家的文本，追溯生育公正在美国的起源和当前表现，并概述其在避孕史上的重要性。生育公正框架对当今的避孕思考至关重要，因为它将提供和获

134

得自由选择的避孕措施与其他健康和安全相关问题关联起来。该框架还为个人、非政府组织、国际和国家非营利机构，以及生产和销售生殖技术的营利性医疗器械和制药公司，提供了启发和具体指导。

生育公正的含义

生育公正不只是一套从学术角度加以研究的理念。相反，它旨在以一种易于理解的方式将不同的生殖健康问题联系起来；为地方、国家和国际等各层面的公共机构和非政府组织提供指导方针，以便制定和执行政策；也为活动家提供指导方针和谈话要点，以便向公众和政府官员宣传其工作的重要性。简而言之，生育公正是“一种理论、一种实践和一种战略，可以为女性健康和权利运动提供一种共同的语言和更广泛的团结”[2]。生育公正有三个主要的组织原则：“（1）不生孩子的权利；（2）生孩子的权利；（3）在安全和健康的环境中养育孩子的权利。”此外，“生育公正阐明了保护的需求，即保护人们不被迫接受性行为和生育，以及不被迫抑制或终止生育”[3]。因此一个以生育公正

135

为导向的社会将支持相互关联的政策和原则，包括：为儿童、青少年和成年人适当设计的性教育；选择何时或是否生孩子的自由；获得有关避孕及其技术的信息通道；免于童婚和强迫怀孕；优质产前护理和生育支持；营养和负担得起的食物；为所有来到世上的儿童实施健康和安全措施。这些生育公正的基本原则陈述起来很简单，但对任何级别的政府来说，即便有强烈的政治意愿，要制定相关政策法规也是具有挑战性的（更不用说耗时耗钱）。然而，在“生育”这个大主题下将这些要素联系起来，既为个人和团体提供了具体的关注点，也为健康的人类社会提供了一个理想的、鼓舞人心的愿景。

20世纪早期的组织原则构建了让性和生殖更加健康和安全的相关运动，生育公正的运作并不独立或脱离于这些组织原则，它既对20世纪早期和中期所阐述的生殖健康和权利的概念提出了批评，本身又建立在这些概念之上。如前几章所述，这些概念确认了保护育龄人健康的重要性，并为他们提供获得信息和技术的机会，以帮助他们健康和安全地管理性活动和生育活动。然而，非常清楚的是，对于历史上参与开发避孕技术的人来说，一些动机往往比

136

确保安全、性健康和性满足或无痛苦及不适感来得更强烈，这些动机包括人口控制、限制被认为“不适合”的人的生育，以及开发新的避孕药具。正如洛瑞塔·罗斯所写的那样，“生育公正是一种真实的、体现于现时的行动主义，由女性来推动，她们反对一个保守的、种族主义的且厌恶女性的反性社会，这个社会贬低我们的生命、我们的伴侣和我们的孩子”[4]。生育公正建立在生育健康和生育权利最积极的遗产上，论证了这些概念的不足和失败之处，并为如何在21世纪推动思想、宣传和实践提供了一个全面的视角。

一个名为亚洲生育公正共同体（现在叫“共同前进”）的工作组在2005年一份文件中澄清了三个概念的异同。

137 这三个概念结构共同为生育压迫提供了一个补充性的、全面的回答，也提供了一个积极的愿景。

生育健康是一个着眼于提供服务和解决女性个人生育健康需求的框架。……

生育权利是一种基于法律和宣传的模式，关注保护女性个人获得生育健康服务的合法权利，特别是堕胎权。……

生育公正是一个运动建设和组织框架，它确定了生育压迫是多种压迫交叉的结果，并与争取社会公正和人权的斗争有着内在联系[5]。

因此，生育公正是一种智识和实践手段，用于确定历史和政治力量如何剥夺了那些有能力生育的人控制其生殖未来的能力。更具体地说，它不仅指出过去和现在生殖保健的不足之处，还指出其自身与其他人权运动的联系，并提供愿景，以制定能让人人享有公正、包容的生殖健康的法律。

生育公正的历史根源

138

生育公正的历史有三条线：全球人权标准、女性权利运动和公民权利运动，以及用于分析人类行为和社会政治制度的交叉理论。这三股思想和行动共同塑造了它今天的形式。

首先，“世界各地的许多女性主义者倾向于使用国际人权标准来要求充分的生育自由”，而不是基于个人权利或隐私的一套标准[6]。这样，她们可以将生育公正与最基本的全球人权标准结合起来，即联合国大会于1948年12月10日宣布的《世界人权宣言》。它是在第二次世界大战后起草的，作为一个集中、统一的文件让所有国家团结起来，宣布那场战争的暴行永不再发生。对生育公正特别重要的条款包括第1条（“人人生而自由，在尊严和权利上一律平等”）、第16（1）条（“成年男女，不因种族、国籍或宗教而受限制，有权结婚和建立家庭”）和第25（2）条（“母亲和儿童有权得到特别照顾和援助”）[7]。

139 通过将生育公正建立在全球公认的文本——世界人权法的基础上，生育公正倡导者扩大了《世界人权宣言》中专门为生育问题所列举的权利，并声称其信念具有普遍的重要性。正如罗斯和索林格尔在《生育公正简介》一书中写道：“生育人权始于确认一个人拥有与生俱来的人权，即控制自己的身体，并寻求利用政治程序来表达这一权利，以及利用司法程序来保护这一权利。”[8]生育公正要求公共和私人实体尊重个人的身体自主权，并强调需要尊重和支持每个人根据这些权利行事的能力。生育公正首先是必要的，这一点说明国际社会在建立和实施性与生殖的具体人权方面还差得很远。这对于在社会中缺乏权力的人来说尤其必要，因为生育公正“使人们注意到弱势人群在身体安全、生育安全和文化安全上的缺失”[9]。人权理论为生育公正提供了坚实的法律和政治基础。

其次，除了人权，生育公正的历史还与20世纪60年代非裔美国人和拉丁裔美国人的民权运动形成了交叉，参与这些运动的一些成员指出，民权包括控制自己身体的权利，以及选择何时、与谁生孩子的权利。在这种背景下，生育能力和避免强制绝育激发了关于生育公正的行动，与种族和阶级的抗争汇合一起。例如，民权活动家法尼·罗·哈默说过一句著名的话：“一个黑人女性的身体从来不是她一个人的。”[10]在种族歧视盛行的南方，非裔美国女性被迫绝育，她把这称为“密西西比阑尾切除术”，其背后含义就是，持续侵犯女性生育权的国家暴行如此普遍，以至于许多人认为这是一种标准医疗程序[11]。尽管结束强制绝育（特别是对被监禁者）是美国黑人民权运动中的诸多议题之一，但这些运动中特有的性别歧视限制了女性获得权力地位和影响其总体方向的能力。一些民权领袖和后来的黑人权力领袖认为，避孕是一种灭绝黑人种族的形式。换言之，任何形式的生育控制，包括堕胎，都是白

140

人至上主义者利用技术来限制非洲裔美国人出生数量的方式[12]。非裔美国女性反对这种对避孕的定性，这不足为怪——不是因为她们不在意许多避孕倡导者怀有优生或人口控制的目的，而是因为无视多种作用因素，把焦点放在对她们生育自主权的限制，使得这种对种族主义压迫的分析变得很狭隘。

141

非裔美国女性以自己的方式塑造了20世纪70年代和80年代的美国女性权利和女性健康运动，尽管她们关于后来被称为“多元交叉女性主义”（包括不同压迫轴①的女性主义，如种族、阶级和残疾）的论点，往往不会被全国女性组织（NOW）等主流组织的白人女性主义领导层听进去，更不会促发这些人采取行动。她们支持避孕和安全、合法的堕胎，同时将有色人种女性的被迫绝育确定为一个核心的女性主义议题。“通过这种做法，”研究生殖活动的学者写道，“她们开辟了一个空间，同时与那些白人女性主义者和黑人民族主义者拉开了距离，白人女性主义者优

① 压迫轴（axes of oppression），这个词是伴随着“交叉”概念而进入女性主义理论文本的一个所指，代表着以直线形式表现的多种交叉因素中的一条。

先考虑合法堕胎和节育而不注重其他生育权利，而黑人民族主义者则宣布所有避孕和堕胎都是种族灭绝。”[13]在绝育这件事上，白人女性面临的是相反的问题——如果她们没有三个或更多孩子并达到一定年龄，医生通常不会为她们绝育，因此她们通常不认为被迫绝育是一个主要问题[14]。这种分歧导致一些非裔美国女性基于对以生育公正为导向的多元交叉女性主义日渐增长的兴趣建立了自己的组织。

142

在20世纪80年代中期，非裔美国人团体开始组织起来，以彰显他们自己关于黑人女性保健的文献著作和组织网络。“全美黑人女性健康项目”（NBWHP）是由毕利·Y.艾弗里在1983年斯贝尔曼学院的一次会议后成立的，它于1994年出版了《身体与灵魂：黑人女性身体健康和情感健康指南》。1987年，洛瑞塔·罗斯在霍华德大学组织了第一届全美有色人种女性和生育权利会议[15]。90年代，女性、人口和环境委员会（CWPE）发起了一场运动，以提高对“需要关爱的儿童共同体”（CRACK）这一组织的认识并对其提出挑战。该组织后来改名为“预防项目”，是一个私人资助的组织，成立于1989年，旨在向吸毒成瘾的女性支付200美元让她们绝育或使用长效避孕药具[16]。1998年，

“全美黑人女性健康项目”（四年后更名为“黑人女性健康要务”）出版了另一本书，名为《我们的身体，我们的声音，我们的选择》，与著名草根女性主义性与生殖健康指南《我们的身体，我们自己》在标题上相呼应，《我们的身体，我们自己》首次出版于1970年[17]。

尽管美国的第二波女性主义（主要由顺性别者①和白人领导）、非裔美国女性健康运动和民权运动取得了进展，但在整个1970年代，由国家资助的针对贫困女性、有色人种女性、被监禁女性和残疾女性的绝育手术仍在美国各地发生。正如法律教授多萝西·E.罗伯茨所指出，1970年，美国进行了20万例绝育手术，1980年，进行了70多万例，其中有色人种女性所占比例过高，与她们在总人口中所占的比例不相符合[18]。70年代中期，拉丁裔社区开始围绕终止国家的绝育滥用这一目标组织开展女性健康运动。

143

1969年至1973年，数百名女性在不知情的情况下在南加州大学-洛杉矶县医疗中心接受了绝育。除了波多黎各

① 指的是性别认同和表达与自己出生时的生理性别相一致的人。

1970年，美国进行了20万例绝育手术，1980年，进行了70多万例，其中有色人种女性所占比例过高。

裔①和墨西哥裔女性，其他拉美裔女性、贫困女性和有色人种女性也在全国各地的教学医院接受了绝育手术[19]。10名拉美裔女性对洛杉矶县医院提起联邦集体诉讼，声称她们是在违背自己意愿的情况下被绝育的，因为她们不太懂英语，否则不可能同意接受这些手术。虽然这些女性最终败诉了，但加州的医院也自此改变了他们妇产科的做法，以适应非英语母语者，如打印不同语言的信息表，给21岁以下的患者72小时的时间考虑他们的决定，以此杜绝非自愿绝育[20]。

145 另外，包括海伦·罗德里格斯-特里亚斯在内的一群女性于1974年成立了“终止绝育滥用委员会”（CESA），该委员会继而创建了一个女性健康积极行动者团体联盟，敦促制定了保护纽约市公立医院女性患者的法规[21]。在其基础上“堕胎权利和反对绝育滥用委员会”（CARASA）于1977年成立，她们通过调查，于1979年出版《受攻击的女性：堕胎、绝育虐待和生殖自由》一书。1979年，美国

① 自1898年美国接管波多黎各以来，人口控制一直是一个重要任务，1937年第116号法案的通过标志着人口控制计划的制度化，提倡使用永久性绝育的做法在当时的波多黎各非常普遍。

卫生、教育和福利部终于出台限制强制绝育的美国联邦准则，上述两个委员会对此功不可没。不过，强制绝育的做法在美国某些地区，包括加利福尼亚州和田纳西州，一直持续到了21世纪10年代[22]。正如罗斯所指出的，“有色人种女性不断面临基于优生学意识形态而制定的人口控制政策，她们必须同样努力地去斗争，争取拥有孩子的权利”[23]。

除了争取人类权利、公民权利和女性权利的行动，多元交叉理论对于理解生育公正也很关键。罗斯和索林格尔指出，“生育公正是将多元交叉概念应用于生育政治，以实现人权”[24]。生育公正的理论根基包括黑人女性主义理论、自助理论、批判性种族和批判性女性主义理论、人权理论、立场理论以及女性主义伦理和宗教理论[25]。立场理论特别重要，即知识是沿着不同的权力和边缘化轴线定位的，罗斯写道，因为“作为黑人女性，我们同时站在女性主义运动、非裔美国人社区和性别不一致的内部和外部”[26]。生育公正不是从学术界，而是从有色人种活动家那里应运而生的，这并非偶然，她们中许多人的生殖健康和人类尊严受到了伤害。不可否认的是，“有色人种女性在意识形态上领导着这场运动”[27]。

146

总而言之，生育公正倡导者们自身也是边缘化群体的成员，这种经历塑造了她们的能力，去识别系统性的不公正，分析体现政治和社会变革的必要机制。正如《激进的生育公正》①的作者们所指出的，“相互交叉的力量产生了不同的生育经验，这种经验塑造了个体的生活。虽然每个人都有相同的人权，但我们的交叉身份需要不同的考虑，才能实现生育公正”[28]。生育公正活动家们在人权、公民权利和女性权利方面的根基，以及对个人和群体的具体需求的敏感性，提供了他们促进变革所需要的知识和实践基础，从而使所有人的生育活动更健康，也更安全。

147

生育公正行动

参与美国生育公正运动的个人和团体在20世纪90年代初开始合作。她们首先从1994年（开罗）和1995年（北

① 这本书于2017年11月出版，汇集了由“姐妹之歌生育公正共同体”发起的二十年工作，由洛雷塔·罗斯、林恩·罗伯茨、埃里卡·德卡斯、怀特尼·皮普尔斯、帕梅拉·布里奇沃特·图雷等人共同编撰。

京）的全球女性健康运动活动[①]中得到启发，其次是在国内的联邦健康倡议方面相互启发。后来成立的“姐妹之歌生育公正共同体”的一些“创始母亲”与1990年成立的全国性组织联盟“促进女性健康运动”有联系。[29] 1992年，包括“亚洲和太平洋岛民的选择”“全美黑人女性健康项目”和“美国原住民女性健康教育资源中心”在内的六个组织又成立了“有色人种生育健康权利联盟”（WOCCRHR）。在国际范围内，“有色人种生育健康权利联盟”的成员参加了1994年9月在开罗举行的国际人口与发展会议，在生育健康活动家与贫穷和性虐待之间建立了全球知识和宣传联系网络[30]。1995年在北京举行的“联合国妇女地位委员会”第四次会议的《行动纲领》有一节专门讨论女性与健康问题，强调性权利和生殖权利。它建议采取具体行动，包括：以女性为中心的临床试验；定期提供安全、有效和负担得起的避孕药具；并保证自主、平等，以及性和生育安全[31]。《行动纲领》在原来的《世界人权宣言》基础上，

148

① 分别指在开罗召开的第三届国际人口与发展会议（前两届叫国际人口会议）和在北京召开的第四届联合国世界妇女大会。

为新兴的美国生育司法界提供了另一个动力来源以及有针对性的规划。

美国的生殖活动家们也在彼此那里寻求到了激励和方向。1994年6月，12名从事生育健康和权利运动的非裔美国女性确立了生育公正的具体概念。一群生育公正活动家聚集在芝加哥参加由“伊利诺伊州支持堕胎合法化联盟”和“女性基金会”主办的会议，决定对克林顿政府《健康保障法案》（全民保健改革法案）起草一份统一的答复。该法案于1993年首次提出，最终失败。800多名非裔美国女性在1994年8月发表于《华盛顿邮报》和《点名》这两份报纸上的启事中署下签名，谴责该法案对有色人种女性的预防性保健——包括避孕和堕胎——缺乏关注[32]。

撰写和发表该集体回应，让与会者感到振奋，其中一些签名者决定将她们的新联盟命名为“非裔女性生育公正”（WADRJ），1997年在卢斯·罗德里格斯的领导下改名为“姐妹之歌生育公正共同体”。该联盟包括来自16个积极促进生育健康的有色人种女性团体的会议参与者[33]。在促进学术和行动的合作方面，姐妹之歌“为这些女性提供了迫切需要的空间与分析，使她们能够看到彼此之间的联

149

系，以及过去与现在她们因身份而面临的生育压迫之间的相似性”[34]。她们组织起来，对政府关于女性生殖保健的举措做出回应，并规划和倡导她们自己对于一个以生育公正为基础的健康人类社会的愿景。这一愿景重塑了对正在发展中的避孕历史的分析。

从选择到公正：生育公正在避孕史上的重要性

如上所述，有色人种女性活动家一开始是围绕其特定族裔群体内的问题建立了各自的健康导向组织，后来汇集成了联合组织“姐妹之歌”，倡导解决各个群体的共同问题。当主要由白人领导的主流组织没有认真对待涉及结构性种族主义和性别歧视的生育健康问题时，她们做出了这些决定。像“美国计划生育协会”和“女性主义女性健康网络”这样的组织，她们的大部分思想和行动仅仅基于选择的概念：女性需要为生育相关目的所提供的全方位选择，包括避孕、怀孕、分娩和婴儿护理。组织领导者们已经在多线作战：促进新的非激素避孕药如宫颈帽合法化；反对有害的激素避孕药如甲羟孕酮避孕针；保护病人和诊

150

所工作人员免受反堕胎抗议者的伤害；以及确保充足的资金为贫困女性提供服务[35]。总的来说，“有色人种女性对基于隐私的支持堕胎合法化运动的局限性感到失望，因为它没有充分纳入有色人种女性的经验，支持堕胎合法化运动也未能理解白人至上主义思想对有色人种群体生活的影响”[36]。

在处理种族主义和性别主义的综合影响方面，白人女性主义领导者的缺位造成了一个空白，需要有色人种女性以她们自己的交叉多元思考和写作来填补。她们批评了一个观念，即避孕权是基于宪法规定的隐私权。这项权利在宪法原文中没有具体表述，但在美国最高法院的多份判决中提出，如格里斯沃尔德诉康涅狄格州案（1965年）的判决，其中确立了已婚人士拥有自用避孕药具的权利。[37]有色人种女性看到了将医疗保健之争建立在隐私基础上的局限性，因此“创造了一个从‘选择’到‘公正’的彻底转变，将女性的自主权和自决权置于国际人权标准和法律中，而不是宪法规定的个人权利和隐私概念中”[38]。在建立生育公正理论时，有色人种女性提请注意，仅从选择中得出生育健康和安全的愿景，这在概念上和实践上都存在不

151

足。“选择的概念掩盖了女性生育生活中所处的不同经济、政治和环境背景。……个人选择的广度和能力，仅与每一位女性可向其所在群体求助的资源相当。”[39] 重要的是要承认，“选择”因当地资源，以及个人、当地、群体的生育历史而拥有不同的面目。

人们在做性健康和生育健康方面的决定时，不是只出于私人和个人的动机，而是基于其伴侣关系、家庭和社区的背景。在发展生育公正的过程中，有色人种女性将注意力转向把知情避孕和生殖决定的能力纳为弱势群体权利的一部分。罗斯和索林格尔提出，“‘选择’的另一个问题是，这个营销概念强调个人偏好，并暗示每个女性自由地做出自己的生育选择，不受家庭和群体考虑的阻碍。……生育是一个生物事件，也是一个社会（以家庭和群体为基础）事件，……个人选择的概念无法反映人们是否成为父母的背景。”[40] 在一个要求关注种族主义和性别歧视以追求公正的群体中，权利倡导可能会特别有效。“不再只关注基于隐私的个人权利，[生育公正] 框架提出以集体权利和集体责任来组织我们的权力和行动。……[姐妹之歌] 的集体座右铭是‘集体做我们个人不能做的事’。”[41]

153

重要的是要承认，“选择”因当地资源，以及个人、当地、群体的生育历史而拥有不同的面目。

"姐妹之歌"及其附属组织的集体行动之一，同时也是生育公正必要性的一个例证，是在无法得到足够服务的人群中倡导安全避孕，因为"获得有效的避孕服务对所有种族的女性的尊严至关重要"[42]。生育公正倡导者意识到，对于那些在特定时间里想要或不想要孩子的人来说，避孕是必要的健康技术之一。他们也了解强迫绝育的历史；政府、非政府组织和私人行动者将避孕作为控制人口的手段；政府政策、技术和医疗服务提供者采取方式的可用性以及成本，可能会限制穷人和服务不足群体的避孕选择。简而言之，"许多女性被迫在具有危险或潜在危险的避孕措施之间做出选择"[43]。

154

有一种避孕形式经常被推广给穷人和受教育程度低的人，即长效可逆避孕药，通常以激素为基础，"对于试图避免意外怀孕的人来说，这是一种有效的解决方案，即便也是双刃剑"[44]。长效可逆避孕药可能在一定效用期限内提供预防怀孕保护，但也会带来健康风险，如第四章所述，服用者可能在药效结束后数月内都无法完全恢复生育能力。鉴于历史上精英们在不完全了解风险和副作用的情况下就在他们身上测试新型避孕药具，穷人们可能也会对使用国家资助的避孕措施持谨慎态度。此外，很明显，“低收入人群知道，无论是长效可逆避孕药还是任何种类的避孕药，单单是这些药具本身，都无法解决他们所面临的经济、种族、教育、性别和其他方面的不平等，这一点可能会削弱他们对使用避孕药具的决心”[45]。因此，实现基于人权的生育公正需要一个综合方法，避孕只是其中的一部分。

避孕这个例子表明，以生育公正的三个主要原则为基础进行宣传和决策制定，是有知识和实践方面的潜力的。如果只关注生育权利，倡导者就会把重点放在为服务不足人群提供一系列避孕选择上，而生育公正则鼓励倡导者把重点放在现实世界中的避孕药具获取的问题上，同时呼吁改变公共政策，因为这些政策从一开始就没有为药具获取提供足够的资金。一旦所有人都能平等获得安全的生育健康技术和护理，并能在为健康发展提供相关支持（如适当的营养、充分的教育和整体的公共安全）的家庭和社区环境中抚养孩子，生育公正就能实现。说到底，“任何权利如果不能适用于所有人，就算不上是权利——其推论便是：任何权利如果不能为每个人提供保障，也就没有保障”[46]。

155

多元交叉以及生育公正的未来

最后，生育公正并不意味着“只有生物学上定义的女性经历生殖压迫”[47]。2006年，“姐妹之歌”成立了“酷儿有色人种核心小组”（QPOCC），将LGBTQ权利和生育公正之间的交集纳入其工作中[48]。罗斯和索林格尔对这种联系做出了清晰表述：“跨性别问题就是生殖正义问题，因为这两个领域都赞成女性身份、生孩子和做母亲（以及其他涉及生育的概念）的定义并不完全只适用于男女二元结构。”[49] 156 跨性别者在选择避孕药具时需要有针对性的医疗建议，而生育健康行业也需要更多关于如何最好地满足他们需求的培训（见第六章）。

总之，跨越多种身份类别——阶级、年龄、收入水平、身份类别内的种族差异（例如亚太裔社区内的多种可能性），以及性和性别身份——的包容性，对于实现生育公正至关重要。这些群体面临着平衡有色人种女性受压迫的相似性与有色人种社区之间和内部差异的挑战。生育公正可以成为理解个人或群体的性和生育经验的多元交叉性的一种手段，也是跨越时间和地点的压迫轴。它给出了一个全面的愿景，即一个生育公正的世界会是什么样子，也提供了一种工具，用以评估市场上出现的新避孕药具。了解生育、性和避孕历史的过去与现在，为促进未来的生育公正奠定了坚实的基础。当下正在开发的一些技术和工艺，也许确实可以推进生育公正的目标。

6

第六章　避孕的未来

157

除了第四章所述的避孕器械和方法，新的产品和概念也不断被开发出来。本章概述了目前正处于科学试验中的一些新型避孕药具，它们是想要避孕的人们的新近选择。第一部分指出许多人在使用标准化避孕方式时存在的问题，以及医学界和科学界需要对身体多样性做出的更加细致的应对。第一节的重点是人体科学知识的不断发展，特别是针对那些变性、超重和肥胖的人，他们可能无法安全有效地使用某些避孕药具。目前的避孕技术需要做精确的定位或修改，才能适用于尽可能多的人。第二节概述了 158 男用和女用的避孕疫苗，以及在创造符合标准的新避孕药具方面一直存在的困难，这些标准包括安全、功效、有限的或没有副作用。第三节列出了刚出现的一些技术或新近制定的技术可能性，能够用于减少或消除怀孕的几率，包括比梅克SLV、非性交性快感和涉及玩具、人偶或机器人的性行为。最后一节重温了第一章所阐述的主题，并指出许多世界范围内对生殖健康护理（不仅仅是避孕）的持续威胁。国家和地方政府、保守的非政府组织、性伙伴之间信息和合作的缺乏、成本、医疗服务匮乏，以及实地分配问题，都阻碍了避孕药具的获得、使用和选择。我们迫切需要坚持不懈的行动主义和倡导，以支持所有人的生育公正。

每个人都有避孕药具

随着科学知识和对人体多样性认识的提升，以及医学知识的普遍进步，人们对药品和医疗手段的需要也变得更加严格。那些健康状况可能与避孕方式（特别是激素避孕）相互作用的人，必须小心选择一种不会与现有药物冲突或增加/导致健康问题的方法。本节重点关注两个需要特殊的护理和技术来满足其避孕需求的人群：跨性别者和超重的肥胖女性。

159

跨性别个体

所有想要预防怀孕的性活跃人士都必须考虑避孕方法。然而，转变期的激素治疗可能会使跨性别个体使用特定技术和方法（包括激素避孕药和宫内节育器）这件事变得复杂。跨性别青少年——尤其是出生时被指定为女性（AFAB）、在转变期内接受睾酮治疗的那部分——需要专门的信息和护理以避免怀孕。仅仅在过去几年间，医生和医疗保健专业人员才开始专门为跨性别者尤其是青少年制订关于避孕技术的治疗方案，而这些人的意外怀孕风险是最高的。

举例来说，对于变性的AFAB青少年来说，放置宫内节育器可能会很复杂，因为他们的阴道可能会因睾酮治疗而萎缩[1]。正在服用睾酮的变性男子和非二元个体不应使用雌孕激素复合片剂，因为雌激素会抵消睾酮激素。此外，单靠睾酮治疗并不能防止怀孕。最近在美国对AFAB个体及其医生的调查表明，他们不知道自己真正需要的是屏障方法还是不冲突的化学方法，因为睾酮本身不是一种避孕方式[2]。

161

转变期的激素治疗可能会使跨性别个体使用特定技术和方法（包括激素避孕药和宫内节育器）这件事变得复杂。

同时，许多变性人已经有了孩子，或者希望在现在或将来怀孕。在流行文化中，呈现为男性的人可以怀孕和生育的想法往往被描绘成嘲讽或娱乐话题，掩盖了这些男性对妇科和生殖健康护理的需求。此外，20个欧洲国家仍然保留着法律，要求跨性别人士接受某种形式的手术（改换生殖器、修改胸部和/或切除内部器官），其中一些手术导致绝育，以满足转换性别的法律要求。然而，从2010年年末开始，这些法律在欧洲各国开始被废除[3]。正如一位法律学者所说，“绝育不应该是性别认可的先决条件”[4]。随着欧洲人权法院继续审查和废除欧洲的绝育法，以及跨性别权利更多地被纳入国际法，越来越多不被认为是女性的人将能够在未来怀孕。他们会需要有针对性的信息、技术和专业护理来管理他们的生育能力。

162

超重和肥胖个体

对于那些有子宫的超重和肥胖者，如果不想怀孕或想延期怀孕的话，情况也是如此。避孕药是未对超重和肥胖

避孕药是未对超重和肥胖者进行充分测试的多种药物之一。

者进行充分测试的多种药物之一。各种形式的激素避孕药在临床测试中往往排除了身体质量指数（BMI）大于25的被试，也就是那些BMI被认定为超重或肥胖的人[5]。超重或肥胖的女性使用含有雌激素的激素避孕药，可能有额外的体重增加风险和更高的血栓风险[6]。她们如果有与体重相关的健康问题，如高血压或糖尿病，则将不得不避免服用含有雌激素的药片。一些激素避孕方法（如宫内节育器和纯孕激素方法）对超重者具有同样的效力，而另一些方法（如复合口服避孕药、透皮贴和阴道环）的效力较低[7]。非激素宫内节育器和屏障方法对于不同体重的人都有效。

避孕管理对于选择了手术减肥的人来说也是一个挑战，关于术后避孕的研究还很少。因为减肥手术，尤其是胃旁路手术，会影响营养的吸收，同样也会影响口服避孕药等药物的吸收。那些有怀孕风险的人在此类大手术后一到两年内需要采取特殊的避孕措施，因为身体快速减重可能会给母亲和胎儿带来伤害[8]。口服激素药片或许不能服用，所以像是男/女用安全套和非激素宫内节育器等其他方法是最佳选择。未来的研究将会设法解决经过减肥手术

164

的人的特定避孕需求。

紧急避孕（EC）对超重或肥胖者来说，尤其具有挑战性。虽然每天服用纯孕酮药片效果良好，但对BMI超过26的人，纯孕酮紧急避孕（左旋炔诺孕酮，在美国称为B计划）的效果可能不如醋酸乌利司他（在美国被称为艾拉），后者是一种选择性孕酮受体调节剂[9]。超重或肥胖者如果在无保护性行为后五天内植入铜制宫内节育器，就有最大的几率避免意外怀孕，但可能花费相当高。这是一个复杂的情况，需要小心应付。

总的来说，将所有人纳入生育保健，这项工作显然不只是为使用者提供某些技术和方法那么简单，更重要的，还包括克服长期以来对一些个体的偏见，他们不符合社会文化标准下的性别认同、性别表现、高矮胖瘦，以及身体能力和/或精神能力。对他们的包容性可以通过多种方式体现出来，例如：在医疗登记表上使用关于性行为和怀孕风险的性别中性措辞；让医务人员在与跨性别和非二元患者交谈时使用最新术语；在医疗室提供性别中立的洗手间；保持低成本；继续对制药商施加压力，要求他们生产更普适的用于所有人的化学和机械避孕药具[10]。

165

疫　苗

医学界和科学界长期以来都在努力寻找副作用较小、易于逆转且可供男性使用的避孕药具。这些工作正在世界各地以不同形式进行，或使用人类试验，或使用动物试验，尽管找到符合以上这些标准的灵丹妙药仍然遥遥无期。避孕疫苗也是开发中的候选之一，该研究领域的科学家们一直在三条路径上下功夫：针对女性的抗人绒毛膜促性腺激素（HCG）疫苗、针对男性和女性的抗精子疫苗，166 以及针对男性的激素疫苗。

从20世纪70年代中期到90年代中期，一个旨在促进人类健康的非政府组织联盟（包括世界卫生组织和人口理事会在内）对第一条路径，也就是女性抗HCG疫苗进行了研究。疫苗的想法来自一个新兴领域“生殖免疫学”的科学家们，他们研究了通过人体自身的抗体阻止受孕和胚胎植入的方式。实现这一目标的一种方法是抑制HCG的功能，HCG是植入前的胚胎所产生的激素之一，是妊娠启动所必需的。然而，很难做到仅仅阻止一种因素的产生，而不干扰其他因素的功能，或造成其他健康问题。

20世纪90年代的临床试验显示，抗HCG疫苗干扰了一些女性的月经周期，还有一些女性无法产生足够的抗体使疫苗起效[11]。21世纪初在新德里进行了新一代的该种疫苗的试验，25%的被试女性也无法产生必要的抗体。尽管2017年一种新的蛋白质-DNA组合版本的疫苗在动物身上进行了测试，但批准抗HCG疫苗用于普通公众还为时尚早[12]。

167 第二组正在开发的疫苗属于"免疫避孕"的大范畴，即触发特定抗体以抑制胚胎发育和胚胎成功植入所需的76个概念因子之一[13]。例如，一些试验疫苗以精子特异性蛋白质为目标。如果带有精子特异性抗原的疫苗能够激发人体产生针对这些蛋白质的特异性抗体，那么这些蛋白质就可以被中和，受孕所需的生理化学过程将不会发生。被诊断为不孕症的人在没有接种疫苗的情况下就会产生这些抗体，而疫苗有可能会在原本有生育能力的人身上引发这些抗体。迄今为止，科学家们只在小鼠身上测试了这些疫苗，小鼠模型不能直接转化为人类模型。然而，科学界对非激素疫苗的广泛兴趣意味着不久就会对灵长类动物和人类做测试[14]。

第三种疫苗方案是专门为男性设计的，其配方有两个目的——将精子产量降低到受孕阈值以下，并在长达56周的时间内保持这一避孕水平。在2008年至2012年的一项国际研究中，320名参与者接种了一种可注射避孕疫苗，其中含有常规剂量的长效孕激素和长效雄性激素——十一酸睾酮。研究要求他们拥有正常的生殖系统，并与同样拥有正常生殖系统的未怀孕女性伴侣保持稳定的一夫一妻制关系至少一年。疫苗疗程结束后，男性的精子数量恢复了正常[15]。

168

结果令人震惊：该方法的有效率为92.5%，或大致相当于大多数女性激素方法，包括贴片、避孕药、月抛型阴道环和注射[16]。然而，许多试验参与者也列出了轻度至中度的相关副作用，包括注射部位疼痛、情绪波动、性欲增强、抑郁、痤疮和肌肉疼痛。因为这些男性的抱怨，世卫组织生育健康与研究部（WHO/RHR）和避孕药具研究与发展部（CONRAD）成立的独立数据安全与监测委员会（DSMC）提前终止研究。正如该研究的批评者所指出，这些症状在被批准的女性激素避孕药中也很常见[17]。这个委员会认真对待男性对这些症状的投诉，但女性对类似的甚至更严重的症状的投诉却往往被忽视。从20世纪50年代波多黎各的避孕药测试和70年代末至80年代初的宫内节育器测试中可以看出，即使是剧痛、中风、永久性身体损伤甚至死亡，也不足以成为阻止女性避孕技术进入测试和出售的理由。这项研究的迅速叫停，凸显了科学界在医疗副作用上的性别差异观点中存在的问题。

169

不过，尽管有显著的副作用报道，非激素和激素疫苗领域的研究仍在继续。与注射相比，以药片和透皮凝胶形式提供的抗精子激素疫苗副作用要更小[18]。这些疫苗是一种潜在途径，可以开发其他非注射型的长效可逆的男性避孕方法。

行为和屏障方法

虽然世界各地都在使用行为和屏障法避孕，但当代的医疗保健专业人士、发明家、玩具设计师和机器人专家已经重新规划了人们学习、思考它们的方式，以及将它们置于何种场景。被重新设计和引入之后，它们能很好地满足人们的性快感，而没有怀孕的风险。

美国计划生育协会的网站是一个包含各种避孕资讯、建议和服务的英语信息来源，它把不涉及精液或预射精

170

液①进入阴道的性接触称为“体外性交”。作为有伴侣者的一种避孕形式，体外性交包括接吻、按摩、相互手淫、摩擦（在20世纪中期被称为爱抚），以及谈论性幻想[19]。该网站谨慎地指出，尽管口交和肛交不会导致受孕（除非精液或预射精液通过相关动作进入外阴或阴道），但在没有屏障保护的情况下这些行为可能导致疾病传播。他们对非进入性性行为不加评判的语气，特别是对口交和肛交的态度，与科学界和医学界对这些行为的沉默大相径庭，与20世纪初医生和倡导者对这些行为的消极态度也相去甚远。这表明，与过去仅有印刷品来源相比，信息寻求者可以到网上获得更广泛的性积极②资讯。

当下的发明家们也在关注设计和制造新技术的可能性，这些新技术可以帮助人们在避免受孕的同时享受阴茎-阴道性交。德国有人开发了一种机械性阻断精子的技术。发明者克莱门斯·比梅克在2000年制造的一种装置，

---

① 预射静液（pre-ejaculate），当性兴奋时，男性的阴茎顶端会流出一种透明的黏液，这是由几种附属性腺产生并汇入尿道的。

② 性积极（sex-positive），意味着一个人在性方面的态度是积极的，对自己的性身份感到舒适，接受他人的性取向和性行为方式，不做任何评判。

可以阻断精子，而无须进行输精管切除术。这种装置被称为“比梅克 SLV”，其工作原理是在输精管中植入微小的阀门（据该产品的网站介绍，其大小相当于一个软糖）[20]。171 手术植入后，阀门可以通过阴囊皮肤下的一个小开关来打开和关闭。当阀门关闭时，射精时不会释放精子细胞。这个项目2016年上半年在新闻媒体上引起了一阵最初的骚动，之后似乎已陷入停滞，原因是缺乏足够的资金，用来建造符合国际制造安全标准的工厂，以及组织人体临床试验（发明者拒绝进行动物试验）。但即便“比梅克 SLV”不再会在目前的试验状态上更进一步，未来不排除会有更多发明家挑战机械阻断精子的技术。

科技在性游戏中的应用非常广泛，并以多种方式持续增长。任何网络游戏方式都可以让参与者自己或与他人一起使用玩具、玩偶和机器人。性玩具可以单独使用、在私人空间和一个或多个伴侣一起使用，或在以互联网为媒介的空间中有若干观众的情况下使用。非受孕性行为可以把技术作为参与的手段（电脑、平板电脑或智能手机），以及作为创造性图像的工具[21]。

除了那些可以在任何网上或线下的性玩具商店中找到

科技在性游戏中的应用非常广泛，并以多种方式持续增长。

的玩具，发明家们还尝试了更多类人实体，这引起了人们对玩偶和机器人本身，以及使用它们的人的关注。20世纪90年代，艺术家马特·麦克穆伦创造了一种名为“真人娃娃”的硅胶女性人体模型，很快就供不应求了。随着过去20年里机器人技术在各种用途上的进展，它们也被做得更像人了。这些进展已被用于制造专门的性爱机器人。自2017年以来，在加拿大的多伦多、德国的美因茨和多特蒙德等城市，开始出现纯机器人妓院和人机混合妓院，人们可以购买半小时或一小时的玩偶使用权，它在解剖学上完全符合人体，有可更换的服装、可定制的阴道镶嵌物和头发[22]。人们还可以订购一个定制家用玩偶，它会移动，并安装了语音应用程序，实现了某种与用户之间的对话[23]。

173

人们会出于各种原因，与玩具、玩偶、机器人进行互动程度不同的性爱。然而，这种关系的建立充满问题。关于玩偶和机器人是否有需要保护的权利，或者机器人性行为是否对人和技术本身造成损害，都出现了越来越多的辩论。人们与机器人发生性关系，可能是为了避免与另一个人发生性关系，以此作为避免怀孕的一种手段，但在这个过程中，他们也可能损害了自己在日常世界的功能，更不用说对活人尊重以待的能力。另一方面，有些人则认为，在一个技术逐级嵌入每日生活的世界里，与机器人之类无生命物体相爱并发生性关系是合乎逻辑的下一阶段[24]。 174

性玩具、玩偶和机器人并不总是被认作或用作避孕药具，因为它们的使用不限于有孕育能力的人。然而，那些出于性目的购买玩偶或机器人的人，或者去机器人妓院的人，是有意识地选择与一个不能怀孕或使自己怀孕的实体发生性关系。这些选择能够在无须与人互动或导致生育的情况下实现性快感，从而为那些避免人-人性接触的个体提供了一种性爱机会。

所有人的权利

贯穿本书的主题在当下继续产生共鸣，并将持续塑造避孕技术在研究、制造、分销和使用方面的未来。第一章中指出的四个主题——权力关系、伪装技术、方法持久性和缺乏中立性——形成了现代避孕史，也继续塑造着当下的生育。

首先，性别和权力关系继续影响着避孕药具的使用。

尽管如今在大多数国家，女性有拒绝与婚内或非婚内伴侣发生性关系的法律权利，但她们可能会为了避免争吵或暴力，而在不情愿或被胁迫的情况下同意发生性关系。强化男女不平等、把男性生殖力作为美德的性别体系，无法仅仅依靠新技术的可用性而发生改变。因此，女性和其他有子宫者可能需要找到某种避孕方法，让不合作的伴侣看不到或察觉不到，以保护自己，免受意外怀孕的伤害。其次，与过去相比，现在可能不太需要在“伪装技术”的幌子下获得避孕药具，但新的法律威胁已经出现，如美国药剂师的良心条款。短期或长期伴侣可能会向对方伪称他们使用一种技术而非另一种技术的原因，或者他们对怀孕可能性的感受。还有一种完全不同的伪装——俗称“偷偷摘套”——指的是伴侣之一假装使用安全套，然后在对方不知情的情况下取出。个人使用、乱用或不用避孕药具背后的情感和欲望，在现在和过去都一样复杂。

175

第三，行为方法当前仍在被使用，如性交中断、周期性或完全禁欲，尽管它们经常被重新包装，或附加了新的技术，像是不使用屏障方法时辅助安全期计算的智能手机程序。人们使用行为方法的动机各异，从遵守保守的宗教个人使用、乱用或不用避孕药具背后的情感和欲望，在现在和过去都一样复杂。

177 原则到渴望一种自然的、无化学品的生活方式不等，并且具有显著的持久性。此外，宫内节育器、隔膜和宫颈帽已经被发明和重新发明了很多次。第四，避孕措施的可获得性，以及建立、维持生育健康项目的法律和经济框架，往往受制于一个国家或地区在增加或限制人口方面的利弊，以及它愿意投入的资金和人力资源。与城市居民相比，穷人和农村居民去医疗机构的机会更少，而且所能得到的有限医疗服务也可能贵得难以负担。除了完全禁欲，还没有其他完美的避孕法，许多方法依然存在短期或长期的副作用或健康风险，被使用者认为不可接受。生育公正是一个明确且令人向往的目标，但它离实现还有很长的路要走。

无论如何，本着为所有人建立生育公正的精神，国际非政府组织、制药公司、卫生专业人士和全世界的本土活动家正在共同努力，改善获得避孕相关技术、信息和服务的机会，尽管进展缓慢。例如，制药公司拜耳（生产激素避孕药和三种类型的宫内节育器）与非政府组织合作，于 178 2007年设立了世界避孕日，即每年的9月26日，以引起人们对全世界约2.25亿女性和有子宫者的关注，这些人的避孕和生殖保健需求目前尚未得到满足[25]。世卫组织在2014年发布了一套指导建议，即《确保在提供避孕信息和服务方面的人权》，其基础是之前的一些国际人权声明，如1994年国际人口与发展会议的《行动纲领》，2001年的《联合国千年发展目标》，联合国秘书长2010年的“每一个女性每一个儿童”倡议（针对孕产妇和儿童健康），以及2011年创建的女性和儿童健康信息和问责制委员会。它还将生育权定位为充分行使人权的关键：“人权义务的实现要求健康商品，包括避孕药具在内，对所有人来说都是实际可得并负担得起的。”[26]尽管国际社会在政治上支持将避孕药具的获取和信息作为改善女性、儿童的健康与寿命的手段，而且制药业也直接参与其中，但想要满足2.25亿服务的需求，仍面临极大阻碍。

有关避孕和生育公正的全方位服务、技术和信息来源的获取机会，并未在全世界范围内得到均衡改善。那些在性和生育问题上持保守观点的活动家高度组织和动员起来，反对通过提供避孕药具和安全堕胎以促进生育公正的国家组织和国际组织。这些人反对避孕往往是基于对宗教信仰的严格解释，包括认为任何阻碍精子进入卵子的做法都是一种堕胎[27]。想真正生活在一个确保人人享有生育公

180

有关避孕和生育公正的全方位服务、技术和信息来源的获取机会，并未在全世界范围内得到均衡改善。

正的世界，就需要国家和国际体系对生育保健的投资结构进行改变，更不用说对人类保健进行更广泛的大规模财政和人力资源投资。我们离生活在一个每个人的人权——包括受孕或不受孕的权利——都得到尊重的世界还很远，在一些地方这些权利是坚定的，在另一些地方这些权利并不存在，或受到非难。支持所有人获得避孕药具，对于现在和未来的人类健康至关重要。

世界各地的许多人和机构——无论是非营利性的还是营利性的——每天都积极关注着避孕问题。关于如何决定自己的性和生育的未来，支持生育公正的力量和反对生育公正的力量在各个平台上——刊物上、网络上、私底下——发生着冲突；发明家创造和测试最新的性玩具和机器人；药物和器械企业每天制造、测试并运输不计其数的安全套和药片；政策制定者撰写白皮书并起草建议；健康倡导者为贫困和得不到服务的人群工作。但无论如何，虽然受到这些外部力量的影响，最频繁的日常避孕却发生在个人层面。性是由个人经历的，却被各种各样的社会文化、经济和政治力量所塑造，这些力量超出了个人的控制

181

范围。对避孕的过去、现在和未来的更多认识，为个人决策提供了一个框架，也促进了对避孕技术在人类世界形成中的作用的理解。

节育（birth control）

用于阻止生育的药物、化学品或行为。

伪装技术（camouflage technology）

在市场上以某种合法面目销售的技术，其真正用途却是性、生育或非法目的（如作为毒品）。

《论基督徒的婚姻》（1930年）〔*Casti connubii* (*On Christian Marriage,* 1930)〕

罗马天主教教皇的通谕，申明在婚姻中定期或完全禁欲是唯一可接受的避孕方式。

宫颈帽（cervical cap）

一种橡胶屏障，用于覆盖子宫颈并形成对精子的物理屏障。从20世纪20年代起在英国和德国少量生产，20世纪70年代和80年代，由于美国女性主义健康运动的影响，它又重新开始流行。

《康斯托克法》（1873年）〔Comstock Act (1873)〕

禁止淫秽作品和不道德物品交易和流通的法案。这是美国联邦对于制造、推销、销售和分销可能具有不雅或不道德目的的商品所下的禁令，后来被1936年美国诉一包日本子宫托案的裁决推翻。

避孕方法（Contraception）

用于防止精子和卵子结合的物质技术，可以是化学品、药物或行为。

达康盾（Dalkon Shield）

一种鱼钩状的塑料宫内节育器，带有小尖头和悬垂绳，在20世纪60年代末由休·J.戴维斯和欧文·勒纳开发，由A.H.罗宾斯医疗器械公司作为避孕药的替代品出售。由于绳子会将细菌带入阴道，从而导致盆腔炎、败血症、不孕症，造成了至少20人死亡。后来它被从美国和世界各地的市场下架。

184

通经剂（Emmenagogue）

一种药物制剂，一般基于草药配制，用于促进月经来潮。

伊诺维德（Enovid）

首个激素避孕药（含10毫克合成孕酮和0.15克合成雌激素）的品牌名。它由美国西尔列制药公司生产，1960年6月被美国食品药品监督管理局批准用于避孕。

格拉芬博格环（Gräfenberg ring）

一种带丝线的圆形银质宫内节育器，最早由德国妇科医生恩斯特·格拉芬博格在20世纪20年代末设计。它从未进入商业化生产。

《人类生命》（1968年）〔*Humanae vitae* (*On Human Life*, 1968)〕

罗马天主教教皇的通谕，申明了教会的立场，即只有定期禁欲和完全禁欲才是可接受的避孕方式，其中包括自然计划生育。任何其他形式的避孕措施都是有罪的。

激素药片/丸（hormonal pill）

一种化学避孕药，最早由孕酮和雌激素组合而成，1957年开始在美国面向公众发售，用于治疗月经不调。它通过两种机制防止怀孕——增厚黏液以阻碍精子触及卵子；防止排卵。这种化学技术后来被替换成各种形式，如贴片、环、肌肉注射和事后避孕药。

宫内节育器〔intrauterine device (IUD)〕

由专业医务人员放置在子宫内的金属或塑料装置。其目的是通过干扰精子通过来阻止卵子受精。

门辛加子宫托（隔膜或法国帽）〔Mensinga pessary (diaphragm or French cap)〕

一种覆盖宫颈的橡胶（后来是硅胶）屏障避孕药具，通过边缘下方的弹簧圈贴附在子宫壁上。1882年，德国医生W. P. J. 门辛加首次发明并推广了这个产品。

185 **自然计划生育**〔natural family planning (NFP)〕

在排卵期前后进行的择时性交，以防止怀孕或提高怀孕机会。通过测量体温和宫颈黏液，以及在日历上绘制月经曲线图来确定受孕期和安全期。

生育公正（reproductive justice）

20世纪末在美国发展起来的一套理想的生殖健康衡量标准，强调过去和现在的健康差距及不平等，并涵盖了获得避孕技术和相关信息的机会。它包括生孩子的能力、不生孩子的能力，以及在健康环境中抚养孩子的能力。

杀精剂（Spermicide）

一种与递送剂相结合的化学物质，用来杀死精子或阻碍精子的运动，并在精子和卵子之间设置屏障。1951年，壬苯醇醚-9作为杀精剂在美国首次获得专利，迄今它仍是最受欢迎的一款产品。

尤兹佩法（Yuzpe regimen）

在无保护性行为后72小时内服用乙炔雌二醇和左炔诺孕酮以特定配比组成的标准避孕药，以防止怀孕。该方法由加拿大医生A. 阿尔伯特·尤兹佩于1974年开发，并作为事后避孕药的典范。

·注　释

第一章　避孕为何？

1 Norman E. Himes, *Medical History of Contraception* (1936; New York: Schocken Books, 1970), xii.

2 Adele E. Clarke, *Disciplining Reproduction: Modernity, American Life Sciences, and "the Problems of Sex"* (Berkeley: University of California Press, 1998), 8.

3 例如，参见Loretta J. Ross and Rickie Solinger, *Reproductive Justice: An Introduction* (Oakland: University of California Press, 2017)。

4 Linda L. Layne, "Introduction", in *Feminist Technology*, ed. Linda L. Layne, Sharra L. Vostral, and Kate Boyer (Urbana: University of Illinois Press, 2010), 29.

5 这一行为和思考类型的例子请参见Susanne M. Klausen, *Race, Maternity, and the Politics of Birth Control in South Africa, 1910–1939* (Basingstoke, UK: Palgrave Macmillan, 2004), 98, 121–122; Teresa Huhle, *Bevölkerung, Fertilität und Familienplanung in Kolumbien: Eine transnationale Wissensgeschichte im Kalten Krieg* (Bielefeld: Transcript, 2017), 231, 260, 307。

6 Donna J. Drucker, "Astrological Birth Control: Fertility Awareness and the Politics of Non-Hormonal Contraception," accessed April 7, 2019, http://notchesblog.com/2015/06/11/astrological-birth-control-fertility-awareness-and-the-politics-of-non-hormonal-contraception; Natural Cycles, "Quality Assured &

Recognised", accessed April 7, 2019; https://www.naturalcycles.com/en/science/certifications; United States Food and Drug Administration, "FDA Allows Marketing of First Direct-to-Consumer App for Contraceptive Use to Prevent Pregnancy," accessed April 7, 2019, https://www.fda.gov/newsevents/newsroom/pressannouncements/ucm616511.htm.

7 Rachel Maines, "Socially Camouflaged Technologies: The Case of the Electromechanical Vibrator", *IEEE Technology and Society Magazine* 8 (June 1989): 3−11.

8 William Green, *Contraceptive Risk: The FDA, Depo-Provera, and the Politics of Experimental Medicine* (New York: New York University Press, 2017).

9 World Health Organization, "Ensuring Human Rights in the Provision of Contraceptive Information and Services: Guidance and Recommendations", accessed April 7, 2019, http://apps.who.int/iris/bitstream/handle/10665/102539/9789241506748_eng.pdf.

第二章　口服避孕药之前的避孕方法

1 Norman E. Himes, *Medical History of Contraception* (1936; New York: Schocken Books, 1970), 20, 107.

2 Himes, *Medical History of Contraception*, 318−321, 187.

3 James Woycke, *Birth Control in Germany, 1871−1933* (London: Routledge, 1988), 40.

4 Janet Farrell Brodie, *Contraception and Abortion in Nineteenth-Century America* (1994; Ithaca, NY: Cornell University Press, 1997), 217; Himes, *Medical History of Contraception*, 321.

5 Andrea Tone, *Devices and Desires: A History of Contraceptives in America* (New York: Hill and Wang, 2002), 120−121; Peter C. Engelman, *A History of the Birth Control Movement in America* (Santa Barbara, CA: Praeger, 2011), 47, 82.艾伦・切斯勒（Ellen Chesler）追溯了桑格五十年运动生涯中倡导避孕的动机变化：*Woman of Valor: Margaret Sanger and the Birth Control*

Movement in America (1992; New York: Simon & Schuster, 2007)。

6 Tone, *Devices and Desires*, 126–127; James Reed, *The Birth Control Movement and American Society: From Private Vice to Public Virtue* (1978; Princeton: Princeton University Press, 2014), 114.关于美国节育诊所的历史请参见：Engelman, *History of the Birth Control Movement in America*; Jimmy Elaine Wilkinson Meyer, *Any Friend of the Movement: Networking for Birth Control, 1920–1940* (Columbus: Ohio State University Press, 2004); Cathy Moran Hajo, *Birth Control on Main Street: Organizing Clinics in the United States, 1919–1939* (Urbana: University of Illinois Press, 2010); and Rose Holz, *The Birth Control Clinic in a Marketplace World* (Rochester: University of Rochester Press, 2014)。

7 Tone, *Devices and Desires*, 127; Marie Carmichael Stopes, *Contraception (Birth Control): Its Theory, History, and Practice; A Manual for the Medical and Legal Professions* (London: John Bale, Sons and Danielsson, Ltd., 1924), 140–143; Marie Stopes, *The First Five Thousand, Being the First Report of the First Birth Control Clinic in the British Empire* (London: John Bale, Sons and Danielsson, Ltd. 1925), 3–5, 27; Marie Stopes, *Preliminary Notes on Various Technical Aspects of the Control of Contraception* (London: Mothers' Clinic for Constructive Birth Control, 1930), 12–13; Clare Debenham, *Marie Stopes' Sexual Revolution and the Birth Control Movement* (Cham, Switzerland: Palgrave Macmillan, 2018), 93; Diana Wyndham, *Norman Haire and the Study of Sex* (Sydney: University of Sydney Press, 2012), chaps. 4 and 6, Kindle.

8 Atina Grossmann, *Reforming Sex: The German Movement for Birth Control and Abortion Reform, 1920–1950* (New York: Oxford University Press, 1995), 28; Kirsten Leng, *Sexual Politics and Feminist Science: Women Sexologists in Germany, 1900–1933* (Ithaca: Cornell University Press, 2018), 134–135; Sabine Frühstück, *Colonizing Sex: Sexology and Social Control in Modern Japan* (Berkeley: University of California Press, 2003), 116; Susanne M. Klausen, *Race, Maternity, and the Politics of Birth Control in South Africa, 1910–1939*

(Basingstoke, UK: Palgrave Macmillan, 2004), 14, 123–125.

9 Sarah Hodges, *Contraception, Colonialism and Commerce: Birth Control in South India, 1920–1940* (2008; Abingdon, UK: Routledge, 2016), 122–123; Sanjam Ahluwalia, *Reproductive Restraints: Birth Control in India, 1877–1947* (Urbana: University of Illinois Press, 2008), 70.

10 Robert L. Dickinson, *Control of Contraception: A Clinical Medical Manual*, 2nd ed. (1931; Baltimore: Williams & Wilkins, 1938), 191–197.

11 Klausen, *Race, Maternity, and the Politics of Birth Control*, 97; Nicole C. Bourbonnais, *Birth Control in the Decolonizing Caribbean: Reproductive Politics and Practice on Four Islands, 1930–1970* (New York: Cambridge University Press, 2016), 151; Ahluwalia, *Reproductive Restraints*, 151; Darshi Thoradeniya, "Birth Control Pill Trials in Sri Lanka: The History and Politics of Women's Reproductive Health (1950–1980)", *Social History of Medicine*, published online first on October 26, 2018, https://doi.org/10.1093/shm/hky076, pp. 9–10.

12 United States v. One Package, 86 F.2d 737 (1936); Hannah M. Stone, "Birth Control Wins", accessed April 7, 2019, https://www.thenation.com/article/birth-control-wins/.

13 Mary McCarthy, *The Group* (1954; New York: Signet, 1963), 72–73. McCarthy called Dottie's diaphragm a "pessary", which is an umbrella term for both contraceptive and noncontraceptive devices used for uterine support.

14 June Levine, *Sisters: The Personal Story of an Irish Feminist* (1982; Cork, Ireland: Attic Press, 2009), chap. 2, Kindle.

15 Charles Knowlton, *Fruits of Philosophy: A Treatise on the Population Question* (1832; Auckland: Floating Press, 2013), chap. 3, Kindle.

16 Himes, *Medical History of Contraception*, 238–245, esp. 243.

17 Dickinson, *Control of Contraception*, 149; Rachel Lynn Palmer and Sarah K. Greenberg, *Facts and Frauds in Woman's Hygiene: A Medical Guide against Misleading Claims and Dangerous Products* (New York: Vanguard Press,

1936), 256.

18 Brodie, *Contraception and Abortion in Nineteenth-Century America*, 72, 74; Dickinson, *Control of Contraception*, 152, 155, 168; Palmer and Greenberg, *Facts and Frauds in Woman's Hygiene*, 132–137, 143, 152–153.

19 Margaret Sanger, *Family Limitation* (n.p., 1914), p. 16, folder 6, box 85, The Margaret Sanger Papers (microfilmed), Sophia Smith Collection, Smith College, Northampton, Massachusetts; Angus McLaren, *A History of Contraception: From Antiquity to the Present Day* (Oxford: Basil Blackwell, 1990), 237, 249 n. 84.

20 Hodges, *Contraception, Colonialism and Commerce*, 124–125.

21 Bourbonnais, *Birth Control in the Decolonizing Caribbean*, 132; Ahluwalia, *Reproductive Restraints*, 68–69.

22 McLaren, *History of Contraception*, 237; Tone, *Devices and Desires*, 157–172; Woycke, *Birth Control in Germany*, 43–45; Hannah M. Stone, *Maternal Health and Contraception: A Study of the Medical Data of Two Thousand Patients from the Maternal Health Center, Newark, NJ* (New York: A. R. Elliott, 1933), 8.

23 Ilana Löwy, "'Sexual Chemistry' before the Pill: Science, Industry and Chemical Contraceptives, 1920–1960", *British Journal for the History of Science* 44 (June 2011): 269, 272; Ettie Rout, *Practical Birth Control: Being a Revised Version of Safe Marriage* (1922; London: William Heinemann (Medical Books) Ltd., 1940), 70.

24 Dickinson, *Control of Contraception*, 149–150; Ahluwalia, *Reproductive Restraints*, 67–68; Bourbonnais, *Birth Control in the Decolonizing Caribbean*, 49, 132; Peeter Tammeveski, "Repression and Incitement: A Critical Demographic, Feminist, and Transnational Analysis of Birth Control in Estonia, 1920–1939", *The History of the Family* 16, no. 1 (2011): 19; Ilana Löwy, "Defusing the Population Bomb in the 1950s: Foam Tablets in India", *Studies in History and Philosophy of Biological and Biomedical Sciences* 43 (September 2012): 583–593.

25 Cecil I. B. Voge, *The Chemistry and Physics of Contraceptives* (London: Jonathan Cape, 1933), 178, 197; Dickinson, *Control of Contraception*, 147,

Tone, *Devices and Desires*, 129; Woycke, *Birth Control in Germany*, 115–116.

26 Aquiles J. Sobrero, "Spermicidal Agents: Effectiveness, Use, and Testing", in *Vaginal Contraception: New Developments*, ed. Gerald I. Zatuchni et al. (Hagerstown, MD: Harper & Row, 1979), 48–65; John J. Sciarra, "Vaginal Contraception: Historical Perspective", in *Vaginal Contraception*, 2–12.

27 Bourbonnais, *Birth Control in the Decolonizing Caribbean*, 151, 211; Palmer and Greenberg, *Facts and Frauds in Woman's Hygiene*, 244, 249, 256; Thoradeniya, "Birth Control Pill Trials in Sri Lanka", 10.

28 Brodie, *Contraception and Abortion in Nineteenth-Century America*, 207–209; Himes, *Medical History of Contraception*, 194.

29 Woycke, *Birth Control in Germany*, 38; Klausen, *Race, Maternity, and the Politics of Birth Control in South Africa*, 121; Raúl Necochea López, *A History of Family Planning in Twentieth-Century Peru* (Chapel Hill: University of North Carolina Press, 2014), 83.

30 Tone, *Devices and Desires*, 51, 185–186.

31 Grossmann, *Reforming Sex*, 8, 15; Götz Aly and Michael Sontheimer, *Fromms: How Julius Fromm's Condom Empire Fell to the Nazis*, trans. Shelley Frisch (2007; New York: Other Press, 2009), chap. 3, Kindle; Woycke, *Birth Control in Germany*, 113.

32 Jessica Borge, "'Wanting It Both Ways': The London Rubber Company, the Condom, and the Pill, 1915–1970" (PhD diss., Birkbeck College, University of London, 2017), 71–72, 108, 147–149.

33 Kate Fisher, "Uncertain Aims and Tacit Negotiation: Birth Control Practices in Britain, 1925–1950", *Population and Development Review* 26 (June 2000): 309; Clare Debenham, *Birth Control and the Rights of Women: Post-Suffrage Feminism in the Early Twentieth Century* (London: Tauris, 2014), 72; Claire L. Jones, "Under the Covers? Commerce, Contraceptives, and Consumers in England and Wales, 1880–1960", *Social History of Medicine* 29 (November 2016): 734–756.

34 Woycke, *Birth Control in Germany*, 38; Frühstück, *Colonizing Sex*, 40–41; Aly and Sontheimer, *Fromms*, chap. 6.

35 Himes, *Medical History of Contraception*, 202–206; Tone, *Devices and Desires*, 106, 193–194, 198–199.

36 Joshua Gamson, "Rubber Wars: Struggles over the Condom in the United States", *Journal of the History of Sexuality* 1 (October 1990): 263.

37 Brodie, *Contraception and Abortion in Nineteenth-Century America*, 344 n. 82; Tone, *Devices and Desires*, 31.

38 Ann Dugdale, "Devices and Desires: Constructing the Intrauterine Device, 1908–1988" (PhD diss., University of Wollongong, 1995), 70; Woycke, *Birth Control in Germany*, 114.

39 Dickinson, *Control of Contraception*, 241.

40 Caroline Rusterholz, "Testing the Gräfenberg Ring in Interwar Britain: Norman Haire, Helena Wright, and the Debate over Statistical Evidence, Side Effects, and Intra-uterine Contraception", *Journal of the History of Medicine and Allied Sciences* 72 (October 2017): 463. The rubber made insertion of the IUD smoother but also increased chances of expulsion.

41 Dugdale, "Devices and Desires", 76; Wyndham, *Norman Haire and the Study of Sex*, chap. 7.

42 Rout, *Practical Birth Control*, 58; Dickinson, *Control of Contraception*, 228–229, 240.

43 Frühstück, *Colonizing Sex*, 109, 146–147.

44 Brodie, *Contraception and Abortion in Nineteenth-Century America*, 43; Janet Farrell Brodie, "Menstrual Intervention in the Nineteenth-Century United States", in *Regulating Menstruation: Beliefs, Practices, and Interpretations*, ed. Etienne van de Walle and Elisha P. Renne (Chicago: University of Chicago Press, 2001), 39, 49–50; Palmer and Greenberg, *Facts and Frauds in Woman's Hygiene*, 166–168; Cara Delay, "Pills, Potions, and Purgatives: Women and Abortion Methods in Ireland, 1900–1950", *Women's History Review* 29, no. 3

(2019): 479–499.

45 Felix Freiherr von Oefele, "Anticonceptionelle Arzneistoffe: Ein Beitrag zur Frage des Malthunianismus in alter und neuer Zeit", *Die Heilkunde* 2 (1898): 19 (author's translation).

46 Woycke, *Birth Control in Germany*, 16–18; Rebecca Hodes, "The Culture of Illegal Abortion in South Africa", *Journal of Southern African Studies* 42, no. 1 (2016): 81; Kate Fisher, *Birth Control, Sex, and Marriage in Britain, 1918–1960* (Oxford, UK: Oxford University Press, 2006), 32, 55, 63, 119, 161; Bourbonnais, *Birth Control in the Decolonizing Caribbean*, 140.

47 Sarah Orne Jewett, *The Country of Pointed Firs* (1896; N.p.: CreateSpace Independent Publishing Platform, 2013), chap. 10, Kindle.

48 Kaye Wierzbicki, "A Cup of Pennyroyal Tea", accessed April 7, 2019, http://the-toast.net/2015/05/27/a-cup-of-pennyroyal-tea.

49 *Complete Catalogue of the Products of the Laboratories of Parke, Davis & Co., Manufacturing Chemists, Detroit, Mich., U.S.A.* (Detroit: n.p., 1898), Trade Literature Collection, Smithsonian National Museum of American History, Washington, DC; *Complete Catalog of the Products of the Laboratories of Parke, Davis & Co.* (Detroit: Press of Parke, Davis & Company, 1937), Trade Literature Collection, Smithsonian National Museum of American History, Washington, DC; McLaren, *History of Contraception*, 191; Woycke, *Birth Control in Germany*, 22–23.

50 Himes, *Medical History of Contraception*, 252 n. 46.

51 Stopes, *Contraception (Birth Control)*, 64, Dickinson, *Control of Contraception*, 91; Sølvi Sogner, "Abortion, Birth Control, and Contraception: Fertility Decline in Norway", *Journal of Interdisciplinary History* 34 (Autumn 2003): 225.

52 Frühstück, *Colonizing Sex*, 144–145.

53 Alice B. Stockham, *Tokology: A Book for Every Woman* (New York: R. F. Fenno & Co., 1893); Alice B. Stockham, *Karezza: Ethics of Marriage* (Chicago:

Stockham Publishing Co., 1896); Woycke, *Birth Control in Germany*, 11; Tammeveski, "Repression and Incitement", 25; Stopes, *Contraception (Birth Control)*, 61–62, 56–57; Palmer and Greenberg, *Facts and Frauds in Woman's Hygiene*, 239; Hodges, *Contraception, Colonialism and Commerce*, 125; John Rock and David Loth, *Voluntary Parenthood* (New York: Random House, 1949), 101–102, 150; Kateřina Lišková, *Sexual Liberation, Socialist Style: Communist Czechoslovakia and the Science of Desire, 1945–1989* (Cambridge, UK: Cambridge University Press, 2018), 122, 125–126.

54 Dickinson, *Control of Contraception*, 117; Rout, *Practical Birth Control*, 55; Woycke, *Birth Control in Germany*, 10.

55 Himes, *Medical History of Contraception*, 183; Sogner, "Abortion, Birth Control, and Contraception", 225; Bourbonnais, *Birth Control in the Decolonizing Caribbean*, 139; Kate Fisher, "'She Was Quite Satisfied with the Arrangements I Made': Gender and Birth Control in Britain, 1920–1950", *Past & Present* 169 (November 2000): 169; Fisher, "Uncertain Aims and Tacit Negotiation", 311.

56 Lynn M. Thomas, *Politics of the Womb: Women, Reproduction, and the State of Kenya* (Berkeley: University of California Press, 2003), 34; Lišková, *Sexual Liberation, Socialist Style*, 105; Stopes, *Contraception (Birth Control)*, 72.

57 Lucia Pozzi, "The Problem of Birth Control in the United States under the Papacy of Pius XI", in *Pius XI and America: Proceedings of the Brown University Conference (Providence, February 2010)*, ed. Charles R. Gallagher, David I. Kertzer, and Alberto Meloni (Zurich: Lit Verlag, 2012), 213.

58 Pius XI, *Casti connubii* (*On Christian Marriage*), accessed April 7, 2019, http://w2.vatican.va/content/pius-xi/en/encyclicals/documents/hf_p-xi_enc_19301231_casti-connubii.html; Lucia Pozzi, "The Encyclical *Casti connubii* (1930): The Origin of the Twentieth Century Discourse of the Catholic Church on Family and Sexuality", in *La Sainte Famille: Sexualité, filiation et parentalité dans l'Eglise catholique*, ed. Cécile Vanderpelen-Diagre and Caroline Sägesser (Brussels:

Editions de l'Université libre de Bruxelles, 2017), 41−54.

59 Kari Pitkänen, "Contraception in Late Nineteenth- and Early Twentieth-Century Finland", *Journal of Interdisciplinary History* 34 (Autumn 2003): 187; Sogner, "Abortion, Birth Control, and Contraception," 225.

60 Ahluwalia, *Reproductive Restraints*, 46, 71, 78−79; Barbara N. Ramusack, "Embattled Advocates: The Debate over Birth Control in India, 1920−1940", *Journal of Women's History* 1 (Fall 1989): 38, 50, 58.

61 Dickinson, *Control of Contraception*, 258, 265.

62 Tone, *Devices and Desires*, 142−144, 325 n. 79; Dorothy Roberts, *Killing the Black Body: Race, Reproduction, and the Meaning of Liberty* (New York: Vintage, 1998), 66−67; Hajo, *Birth Control on Main Street*, 70−71, 100; Alexandra Minna Stern, "'We Cannot Make a Silk Purse Out of a Sow's Ear': Eugenics in the Hoosier Heartland", *Indiana Magazine of History* 103 (March 2007): 3−38.

63 Woycke, *Birth Control in Germany*, 45−48; Rout, *Practical Birth Control*, 46; Wyndham, *Norman Haire and the Study of Sex*, chap. 9, Kindle.

64 Bent Sigurd Hansen, "Something Rotten in the State of Denmark: Eugenics and the Ascent of the Welfare State", in *Eugenics and the Welfare State: Sterilization Policy in Denmark, Sweden, Norway, and Finland*, ed. Gunnar Broberg and Nils Roll-Hansen (1996; East Lansing: Michigan State University Press, 2005), 38−41.

65 Gunnar Broberg and Mattias Tydén, "Eugenics in Sweden: Efficient Care", in *Eugenics and the Welfare State*, 111; Marjatta Hietala, "From Race Hygiene to Sterilization: The Eugenics Movement in Finland", in *Eugenics and the Welfare State*, 240.

第三章 避孕药及其后来者

1 Elaine Tyler May, *America and the Pill: A History of Promise, Peril, and Liberation* (New York: Basic Books, 2010), 57.

2 例如，参见May, *America and the Pill*; Elizabeth Siegel Watkins, *On the Pill: A*

Social History of Oral Contraceptives, 1950–1970 (Baltimore: Johns Hopkins University Press, 2011); Lara V. Marks, *Sexual Chemistry: A History of the Contraceptive Pill* (2001; New Haven: Yale University Press, 2010); and Jonathan Eig, *The Birth of the Pill: How Four Pioneers Reinvented Sex and Launched a Revolution* (2014; London: Pan Books, 2016).

3 James Reed, *The Birth Control Movement and American Society: From Private Vice to Public Virtue* (1978; Princeton: Princeton University Press, 2014), 337; Peter C. Engelman, *A History of the Birth Control Movement in America* (Santa Barbara, CA: Praeger, 2011), 153.感谢恩格尔曼（Engelman）在私人通信中澄清了这一点。

4 Andrea Tone, *Devices and Desires: A History of Contraceptives in America* (New York: Hill and Wang, 2002), 214; May, *America and the Pill*, 24.

5 Laura Briggs, *Reproducing Empire: Race, Sex, Science, and U.S. Imperialism in Puerto Rico* (Berkeley: University of California Press, 2002), 138–139; May, *America and the Pill*, 27–32.

6 Watkins, *On the Pill*, 32; May, *America and the Pill*, 34; Pamela Verma Liao and Janet Dollin, "Half a Century of the Oral Contraceptive Pill: Historical Review and View to the Future", *Canadian Family Physician* 58 (December 2012): e757.另一个观点聚焦于一位比利时天主教医生在测试低剂量药片阿诺弗拉时发挥的作用。这种药片在美国食品药品监督管理局批准伊诺维德七个月后，由德国先灵制药公司（现在的拜耳）在欧洲和澳大利亚发售。参见Karl van den Broeck, Dirk Janssens, and Paul Defoort, "A Forgotten Founding Father of the Pill: Ferdinand Peeters, MD", *European Journal of Contraception and Reproductive Health Care* 17, no. 5 (October 2012): 321–328。

7 Beth Bailey, *Sex in the Heartland* (Cambridge, MA: Harvard University Press, 2002), 111.

8 Bailey, *Sex in the Heartland*, 128–129.

9 Barbara Seaman, *The Doctor's Case against the Pill* (New York: Avalon, 1969);

May, *America and the Pill*, 130–131.

10 Watkins, *On the Pill*, 108–113; May, *America and the Pill*, 132–133.

11 Sheryl Burt Ruzek, *The Women's Health Movement: Feminist Alternatives to Medical Control* (New York: Praeger, 1978); Wendy Kline, *Bodies of Knowledge: Sexuality, Reproduction, and Women's Health in the Second Wave* (Chicago: University of Chicago Press, 2010); Sandra Morgen, *Into Our Own Hands: The Women's Health Movement in the United States, 1969–1990* (New Brunswick, NJ: Rutgers University Press, 2002); Michelle Murphy, *Seizing the Means of Reproduction: Entanglements of Feminism, Health, and Technoscience* (Durham: Duke University Press, 2012); Jennifer Nelson, *More than Medicine: A History of the Feminist Women's Health Movement* (New York: New York University Press, 2015).

12 Rada Drezgić, "Politics and Practices of Fertility Control under the State Socialism", *History of the Family* 15, no. 2 (2010): 200.

13 Tomáš Sobotka, "The Stealthy Sexual Revolution? Birth Control, Reproduction, and Family under State Socialism in Central and Eastern Europe", in *"Wenn die Chemie Stimmt": Geschlechterbeziehungen und Geburtenkontrolle im Zeitalter der "Pille" / Gender Relations and Birth Control in the Age of the "Pill"*), ed. Lutz Niethammer and Silke Satjukow (Göttingen: Wallstein Verlag, 2016), 140; Agata Ignaciuk, "Reproductive Policies and Women's Birth Control: Practices in State-Socialist Poland (1960s–1980s)," in *"Wenn die Chemie Stimmt,"* 311.

14 Boris Denisov and Victoria Sakevich, "Birth Control in Russia: A Swaying Policy", in *"Wenn die Chemie Stimmt"*, 254–255.

15 Elise Andaya, *Conceiving Cuba: Reproduction, Women, and the State in the Post-Soviet Era* (New Brunswick, NJ: Rutgers University Press, 2014), 84.

16 Kateřina Lišková, *Sexual Liberation, Socialist Style: Communist Czechoslovakia and the Science of Desire, 1945–1989* (Cambridge, UK: Cambridge University Press, 2018), 124; Drezgić, "Politics and Practices of Fertility Control", 200.

17 Rada Drezgić, "Fertility Control and Gender (In)equality under Socialism: The Case of Serbia", in *"Wenn die Chemie Stimmt"*, 276.

18 Amy Kaler, *Running after Pills: Politics, Gender, and Contraception in Colonial Zimbabwe* (Portsmouth, NH: Heinemann, 2003), 160–162, esp. 162.

19 Kaler, *Running after Pills*, 1.

20 Kaler, *Running after Pills*, 22.

21 Takudzwa S. Sayi, "Addressing Limited Contraceptive Options and Inconsistent Use in Zimbabwe", accessed April 7, 2019, https://www.prb.org/contraceptive-use-zimbabwe.

22 Liao and Dollin, "Half a Century of the Oral Contraceptive Pill", E758.

23 关于1990年至2000年在美国上市的诺普兰产品，参见Anita Hardon, "Norplant: Conflicting Views on Its Safety and Acceptability", in *Issues in Reproductive Technology: An Anthology*, ed. Helen Bequaert Holmes (New York: Garland, 1992), 11–30; Tone, *Devices and Desires*, 288; and Elizabeth Siegel Watkins, "From Breakthrough to Bust: The Brief Life of Norplant, the Contraceptive Implant", *Journal of Women's History* 22 (Fall 2010): 88–111。

24 William Green, *Contraceptive Risk: The FDA, Depo-Provera, and the Politics of Experimental Medicine* (New York: New York University Press, 2017), chap. 2, Kindle.

25 Kline, *Bodies of Knowledge*, 97–125, esp. 99, 103; Green, *Contraceptive Risk*, chap. 1.

26 Green, *Contraceptive Risk*, chap. 4. For the Indian Health Service's use of Depo-Provera with Native American women, see Barbara Gurr, *Reproductive Justice: The Politics of Health Care for Native American Women* (New Brunswick, NJ: Rutgers University Press, 2014), 126–127.

27 Barbara Klugman, "Balancing Means and Ends: Population Policy in South Africa", *Reproductive Health Matters* 1 (May 1993): 44–57, esp. 52–54.

28 Kate Law, "At Your Service: The Role of the Historian in Contemporary Reproductive Rights Debates", accessed April 7, 2019, https://nursingclio.

org/2018/09/13/at-your-service-the-role-of-the-historian-in-contemporary-reproductive-rights-debates; Kate Law, "Fighting Fertility: Depo-Provera, South Africa, and the British Anti-Apartheid Movement", accessed April 7, 2019, https://perceptionsofpregnancy.com/2016/11/28/fighting-fertility-depo-provera-south-africa-and-the-british-anti-apartheid-movement.

29 Rebecca Hodes, "HIV/AIDS in South Africa", accessed April 7, 2019, http://africanhistory.oxfordre.com/view/10.1093/acrefore/9780190277734.001.0001/acrefore-9780190277734-e-299.

30 Diana Cooper et al., "Coming of Age? Women's Sexual and Reproductive Health after Twenty-One Years of Democracy in South Africa", *Reproductive Health Matters* 24, no. 48 (2016): 80.

31 Cooper et al., "Coming of Age?", 81.

32 对于截至2015年9月关于研究这种药物相互作用的系统回顾，参见Kavita Nanda et al., "Drug Interactions between Hormonal Contraceptives and Antiretrovirals", *AIDS* 31, no. 7 (2017): 917–952。

33 L. L. Wynn and Angel M. Foster, "The Birth of a Global Reproductive Health Technology: An Introduction to the Journey of Emergency Contraception", in *Emergency Contraception: The Story of a Global Reproductive Health Technology*, ed. Angel M. Foster and L. L. Wynn (New York: Palgrave Macmillan, 2012), 5.

34 Heather Munro Prescott, *The Morning After: A History of Emergency Contraception in the United States* (New Brunswick, NJ: Rutgers University Press, 2011), 71.

35 Prescott, *The Morning After*, 103–106.

36 Wynn and Foster, "Birth of a Global Reproductive Health Technology", 17.

37 Prescott, *The Morning After*, 123.

38 Nelly Oudshoorn, *The Male Pill: A Biography of a Technology in the Making* (Durham: Duke University Press, 2003), 34–38; Miriam Klemm, "Overshadowed by the Pill–Die Entwicklung männlicher Langzeitverhütungsmittel", *Sexuologie–*

Zeitschrift fur Sexualmedizin, Sexualtherapie und Sexualwissenschaft 24, nos. 1–2 (2016): 14.

39 Klemm, "Overshadowed by the Pill", 14.

40 May, *America and the Pill*, 50 (emphasis in original).

第四章　避孕药出现之后的非激素避孕

1 Elise Andaya, *Conceiving Cuba: Reproduction, Women, and the State in the Post-Soviet Era* (New Brunswick, NJ: Rutgers University Press, 2014), 42–44.

2 Chikako Takeshita, *The Global Biopolitics of the IUD: How Science Constructs Contraceptive Users and Women's Bodies* (Cambridge, MA: MIT Press, 2012), 13–15, 129–133; Nicole J. Grant, *The Selling of Contraception: The Dalkon Shield Case, Sexuality, and Women's Autonomy* (Columbus: Ohio State University Press, 1992), 38; Ann Dugdale, "Devices and Desires: Constructing the Intrauterine Device, 1908–1988" (PhD diss., University of Wollongong, 1995), 127.

3 Takeshita, *Global Biopolitics of the IUD*, 138; Grant, *Selling of Contraception*, 44; Barbara Seaman, *The Doctor's Case against the Pill* (New York: Avalon, 1969), 1–4.

4 Takeshita, *Global Biopolitics of the IUD*, 166; Grant, *Selling of Contraception*, 24, 51, 67, 176, 200.

5 Takeshita, *Global Biopolitics of the IUD*, 206, 222, 228, 242; Grant, *Selling of Contraception*, 40, 147.

6 Seaman, *Doctor's Case against the Pill*, 204–206.

7 Donna J. Drucker, "Astrological Birth Control: Fertility Awareness and the Politics of Non-Hormonal Contraception", accessed April 7, 2019, http://notchesblog.com/2015/06/11/astrological-birth-control-fertility-awareness-and-the-politics-of-non-hormonal-contraception.

8 Drucker, "Astrological Birth Control"; Dana M. Gallagher and Gary A. Richwald, "Feminism and Regulation Collide: The Food and Drug Administration's

Approval of the Cervical Cap", *Women & Health* 15, no. 2 (1989): 87–97; Dana Gallagher, "Cervical Caps and the Women's Health Movement: Feminists as 'Advocate Researchers'", in *Issues in Reproductive Technology*, ed. Helen Bequaert Holmes (New York: New York University Press, 1992), 87–94; FemCap, "FemCap Improvement History", accessed April 7, 2019, https://femcap.com/about-the-femcap/femcap-improvement-history.

9 Christine Mauck et al., "Lea's Shield: A Study of the Safety and Efficacy of a New Vaginal Barrier Contraception Used with and without Spermicide", *Contraception* 53, no. 6 (1996): 329–335; MedIntim, "Successful History of Development: Caya Contoured Diaphragm", accessed April 7, 2019. https://www.caya.eu/caya-development.

10 Marie Carmichael Stopes, *Contraception (Birth Control): Its Theory, History, and Practice. A Manual for the Medical and Legal Professions* (London: John Bale, Sons & Danielsson, Ltd., 1924), 170.

11 Bikini Condom box, BC: Barrier Methods: Female Condoms pre-1992 folder, box 14, Boston Women's Health Collective Subject Files, 1980–2000, H MS c261, Harvard Medical Library, Francis A. Countway Library of Medicine, Boston, Massachusetts; Department of Health and Human Services, U.S. Food & Drug Administration, "21 CFR Part 884: Obstetrical and Gynecological Devices; Reclassification of Single-Use Female Condom, to Be Renamed Single-Use Internal Condom", *Federal Register* 83, no. 188 (September 27, 2018): 48, 711–48, 713.

12 Joshua Gamson, "Rubber Wars: Struggles over the Condom in the United States", *Journal of the History of Sexuality* 1 (October 1990): 277.

13 Aya Homei, "The Science of Population and Birth Control in Post-War Japan", in *Science, Technology and Medicine in the Japanese Empire*, ed. David G. Wittner and Philip C. Brown (New York: Routledge, 2016), 229, 236; Y. Scott Matsumoto, Akira Koizumi, and Tadahiro Nohara, "Condom Use in Japan", *Studies in Family Planning* 3 (October 1972): 252.

14 Matsumoto, Koizumi, and Nohara, "Condom Use in Japan", 252; Tiana Norgren, *Abortion before Birth Control: The Politics of Reproduction in Postwar Japan* (Princeton: Princeton University Press, 2001), 3, 6; Yasuyo Matsumoto and Shingo Yamabe, "After Ten Years: Has Approval of Oral Contraceptives Really Decreased the Rate of Unintended Pregnancy?" *Contraception* 81 (May 2010): 389−390; Honami Yoshida et al., "Contraception in Japan: Current Trends", *Contraception* 93 (June 2016): 475−477.

15 Emilie Cloatre and Máiréad Enright, "'On the Perimeter of the Lawful': Enduring Illegality in the Irish Family Planning Movement, 1972−1985", *Journal of Law and Society* 44 (December 2017): 472, 473.

16 June Levine, *Sisters: The Personal Story of an Irish Feminist* (1982; Cork, Ireland: Attic Press, 2009), chap. 8, Kindle; Cloatre and Enright, "'On the Perimeter of the Lawful'", 476.

17 Máiréad Enright and Emilie Cloatre, "Transformative Illegality: How Condoms 'Became Legal' in Ireland, 1991−1993", *Feminist Legal Studies* 26 (November 2018): 261−84; Cloatre and Enright, "'On the Perimeter of the Lawful'", 481, 484, 489.

18 Julia Vorhölter, "Negotiating Social Change: Ugandan Discourses on Westernization and Neo-Colonialism as Forms of Social Critique", *Journal of Modern African Studies* 50, no. 2 (2012): 305 n. 1.

19 Saurav Jung Thapa, "Uganda Today: Continuing Danger Despite Nullification of Anti-Homosexuality Act", accessed April 7, 2019, https://assets2.hrc.org/files/assets/resources/Global_Spotlight_Uganda__designed_version__September_25__2015.pdf; Kristen Cheney, "Locating Neocolonialism, 'Tradition', and Human Rights in Uganda's 'Gay Death Penalty'", *Africa Studies Review* 55 (September 2012): 78; UNAIDS, "Country Factsheets: Uganda 2017", accessed April 7, 2019, http://www.unaids.org/en/regionscountries/countries/uganda.

20 Robert Poole et al., "Men's Attitude to Condoms and Female-Controlled Means

of Protection against HIV and STDs in South-Western Uganda", *Culture, Health, and Sexuality* 2, no. 2 (2000): 197–211; Graham J. Hart et al., "Women's Attitudes to Condoms and Female-Controlled Means of Protection against HIV and STDs in South-Western Uganda", *AIDS Care* 11, no. 6 (1999): 687–698.

21 Makere University, School of Public Health, "Rapid Assessment of Comprehensive Condom Programming in Uganda: Final Report", p. 34, accessed April 7, 2019, http://www.samasha.org/download/Comprehensive-Condom-Programming-Assessment-In-Uganda_Final-Report-October-2015.pdf.

22 Aquiles J. Sobrero, "Evaluation of a New Contraceptive", *Fertility and Sterility* 11, no. 5 (1960): 518–524; Sherwin A. Kaufman, "Simulated Postcoital Test to Determine Immediate Spermicidal Effect of Jelly or Cream Alone", *Fertility and Sterility* 11, no. 2 (1960): 199–209, esp. 204.

23 William H. Masters and Virginia E. Johnson, *Human Sexual Response* (Boston: Little, Brown, 1966); Virginia E. Johnson and William H. Masters, "Intravaginal Contraceptive Study: Phase II. Physiology (a Direct Test for Protective Potential)", *Western Journal of Surgery, Obstetrics, and Gynecology* 71 (May–June 1963): 144–153.

24 Michael J. K. Harper, *Birth Control Technologies: Prospects by the Year 2000* (Austin: University of Texas Press, 1983), 33, 35; Eve W. Paul to Dave Andrews, September 5, 1978, folder 21, box 209, Series II: Classified Files (part 2); Planned Parenthood Federation of America Records, Sophia Smith Collection, Smith College, Northampton, Massachusetts; Christopher Powell and Tim Farley, "Nonoxynol-9 Ineffective in Preventing HIV Infection", accessed April 7, 2019, https://www.who.int/mediacentre/news/notes/release55/en.

25 Andrea Tone, *Devices and Desires: A History of Contraceptives in America* (New York: Hill and Wang, 2002), 285–286.

26 Nelly Oudshoorn, *The Male Pill: A Biography of a Technology in the Making* (Durham: Duke University Press, 2003), 40, 43; Harper, *Birth Control Technologies*, 187–188, 193.

27 Elaine A. Lissner, "Frontiers in Nonhormonal Male Contraceptive Research", in *Issues in Reproductive Technology: An Anthology*, ed. Helen Bequaert Holmes (New York: Garland, 1992), 62–64; Derek Robinson and John Rock, "Intrascrotal Hyperthermia Induced by Scrotal Insulation: Effect on Spermatogenesis", *Obstetrics and Gynecology* 29, no. 2 (February 1967): 217–223; Roger Mieusset et al., "Inhibiting Effect of Artificial Cryptorchidism on Spermatogenesis", *Fertility and Sterility* 43, no. 4 (April 1985): 589–594.

28 Alana Harris, "Introduction: The Summer of'68—Beyond the Secularization Thesis", in *The Schism of '68: Catholicism, Contraception, and 'Humanae Vitae' in Europe, 1945–1975*, ed. Alana Harris (Cham, Switzerland: Palgrave MacMillan, 2018), 5; Paul VI, *Humane vitae* (*On Human Life*), accessed April 7, 2019, http://w2.vatican.va/content/paul-vi/en/encyclicals/documents/hf_p-vi_enc_25071968_humanae-vitae.html.

29 Raúl Necochea López, *A History of Family Planning in Twentieth-Century Peru* (Chapel Hill: University of North Carolina Press, 2014), 136, 141, 146; Teresa Huhle, *Bevölkerung, Fertilität und Familienplanung in Kolumbien: Eine transnationale Wissensgeschichte im Kalten Krieg* (Bielefeld: Transcript, 2017), 246; Lara V. Marks, *Sexual Chemistry: A History of the Contraceptive Pill* (2001; New Haven: Yale University Press, 2010), 231.

30 United States Conference of Catholic Bishops, "NFP Methodology", accessed April 7, 2019, http://www.usccb.org/issues-and-action/marriage-and-family/natural-family-planning/what-is-nfp/methods.cfm; United States Conference of Catholic Bishops, "Benefits of NFP", accessed April 7, 2019, http://www.usccb.org/issues-and-action/marriage-and-family/natural-family-planning/what-is-nfp/benefits.cfm.另请参阅 J. J. Billings, *The Ovulation Method: The Achievement or Avoidance of Pregnancy Which Is Reliable and Universally Acceptable* (Melbourne: Advocacy Press, 1983)。

31 Toni Weschler, *Taking Charge of Your Fertility: The Definitive Guide to Natural Birth Control, Pregnancy Achievement, and Reproductive Health*, rev.

ed. (New York: HarperCollins, 2002), 123; Drucker, "Astrological Birth Control". 另请参阅Louise Lacey, *Lunaception: A Feminine Odyssey into Fertility and Contraception* (New York: Coward, McCann, and Geoghegan, 1975), and Arthur Rosenblum, *The Natural Birth Control Book*, 5th ed. (Philadelphia: Aquarian Research Foundation, 1982)。

32 Olivia Foster, "Women Are Turning to Birth Control Smartphone Apps for a Reason", accessed April 7, 2019, https://www.theguardian.com/commentisfree/2018/jul/24/women-birth-control-smartphone-apps-contraception-technology; United States Food and Drug Administration, "FDA Allows Marketing of First Direct-to-Consumer App for Contraceptive Use to Prevent Pregnancy", accessed April 7, 2019, https://www.fda.gov/newsevents/newsroom/pressannouncements/ucm616511.htm; Olivia Sudjic, "'I Felt Colossally Naïve': The Backlash against the Birth Control App", accessed April 7, 2019, https://www.theguardian.com/society/2018/jul/21/colossally-naive-backlash-birth-control-app.

33 Barbara Gurr, *Reproductive Justice: The Politics of Health Care for Native American Women* (New Brunswick, NJ: Rutgers University Press, 2014), 125, 25; Jennifer Nelson, *Women of Color and the Reproductive Rights Movement* (New York: New York University Press, 2003), 140–145; Dorothy Roberts, *Killing the Black Body: Race, Reproduction, and the Meaning of Liberty* (New York: Vintage, 1998), 90.

34 Rebecca Jane Williams, "Storming the Citadels of Poverty: Family Planning under the Emergency in India, 1975–1977", *Journal of Asian Studies* 73 (May 2014): 471–492, esp. 473; Matthew Connelly, "Population Control in India: Prologue to the Emergency Period", *Population and Development Review* 32 (December 2006): 629–667; Davidson R. Gwatkin, "Political Will and Family Planning: The Implications of India's Emergency Experience", *Population and Development Review* 5 (March 1979): 29–59, esp. 29, 33, 38, 47.

35 Karen Hardee et al., "Achieving the Goal of the London Summit on Family Planning by Adhering to Voluntary Rights-Based Family Planning: What

Can We Learn from Past Experiences with Coercion?", *International Perspective on Sexual and Reproductive Health* 40 (December 2014): 206–214; Javier Lizarzaburu, "Forced Sterilization Haunts Peruvian Women Decades On", accessed April 7, 2019, https://www.bbc.com/news/world-latin-america-34855804.

36 Loretta J. Ross and Rickie Solinger, *Reproductive Justice: An Introduction* (Oakland: University of California Press, 2017), 52; Rebecca M. Kluchin, *Fit to Be Tied: Sterilization and Reproductive Rights in America* (New Brunswick, NJ: Rutgers University Press, 2009), 22, 54–55, 60, 114–147, esp. 132–137. Hathaway v. Worcester City Hospital, 475 F.2d 701 (1973); Roe v. Wade, 410 U.S. 113 (1973); Doe v. Bolton, 410 U.S. 179 (1973).

37 Huhle, *Bevölkerung, Fertilität und Familienplanung in Kolumbien*, 258–260.

38 Rajesh Varma and Janesh K. Gupta, "Failed Sterilization: Evidence-Based Review and Medico-Legal Ramifications", *BJOG: An International Journal of Obstetrics and Gynecology* 111, no. 12 (December 2004): 1322–1332.

39 Sanket S. Dhruva, Joseph S. Ross, and Aileen M. Gariepy, "Revisiting Essure: Toward Safe and Effective Sterilization", *New England Journal of Medicine* 373, no. 15 (October 8, 2015): e17 (1–3); Essure Permanent Birth Control, "Frequently Asked Questions about Essure", accessed April 7, 2019, http://www.essure.com/faq.

第五章　生育公正框架下的避孕措施

1 Loretta J. Ross and Rickie Solinger, *Reproductive Justice: An Introduction* (Berkeley: University of California Press, 2017), 56.

2 Jael Silliman, Marlene Gerber Fried, Loretta Ross, and Elena R. Gutiérrez, *Undivided Rights: Women of Color Organize for Reproductive Justice*, 2nd ed. (2004; Chicago: Haymarket Books, 2016), viii.

3 Ross and Solinger, *Reproductive Justice*, 9, 17.

4 Loretta J. Ross, "Conceptualizing Reproductive Justice Theory: A Manifesto for

Activism", in *Radical Reproductive Justice: Foundations, Theory, Practice, Critique*, ed. Loretta Ross et al. (New York: Feminist Press at the City University of New York, 2017), chap. 10, Kindle。

5 Ross and Solinger, *Reproductive Justice*, 68, 69 (emphases in original). 另请参阅Asian Communities for Reproductive Justice, "A New Vision for Advancing Our Movement for Reproductive Health, Reproductive Rights, and Reproductive Justice", accessed April 7, 2019, https://forwardtogether.org/tools/a-new-vision。

6 Ross, "Conceptualizing Reproductive Justice Theory", in *Radical Reproductive Justice,* chap. 10. 另请参阅Jade S. Sasser, *On Infertile Ground: Population Control and Women's Rights in the Era of Climate Change* (New York: New York University Press, 2018), 144。

7 United Nations, "Universal Declaration of Human Rights", accessed April 7, 2019, http://www.un.org/en/universal-declaration-human-rights.

8 Ross and Solinger, *Reproductive Justice*, 128.

9 Ross, "Conceptualizing Reproductive Justice Theory", in *Radical Reproductive Justice*, chap. 10, Kindle.

10 Loretta J. Ross, "Trust Black Women: Reproductive Justice and Eugenics", in *Radical Reproductive Justice*, chap. 4.

11 Ross, "Trust Black Women"; Sasser, *On Infertile Ground*, 143.

12 Dorothy Roberts, *Killing the Black Body: Race, Reproduction, and the Meaning of Liberty* (New York: Vintage, 1998), 98−102.

13 Silliman et al., *Undivided Rights*, 62.

14 Joyce Wilcox, "The Face of Women's Health: Helen Rodrigues-Trías", *American Journal of Public Health* 92 (April 2002): 566−569, esp. 568.

15 Silliman et al., *Undivided Rights*, 42, 43.

16 Silliman et al., *Undivided Rights*, 17. Project Prevention continues to pay drug-addicted women, often African American, to be sterilized. See Jacquelyn Monroe and Rudolph Alexander, Jr., "C.R.A.C.K: A Progeny of Eugenics and a Forlorn Representation for African Americans", *Journal of African American Studies* 9

(Summer 2005): 19–35.

17 Silliman et al., *Undivided Rights*, 85; *Body & Soul: The Black Women's Guide to Physical Health and Emotional Well-Being*, ed. Linda Villarosa (New York: Perennial, 1994); National Black Women's Health Project, *Our Bodies, Our Voices, Our Choices: A Black Woman's Primer on Reproductive Health and Rights* (Washington, DC: n.p., 1998).

18 Ross and Solinger, *Reproductive Justice*, 51; Roberts, *Killing the Black Body*, 90; Barbara Gurr, *Reproductive Justice: The Politics of Health Care for Native American Women* (New Brunswick, NJ: Rutgers University Press, 2014), 125–126.

19 Silliman et al., *Undivided Rights*, 229; Rebecca M. Kluchin, *Fit to Be Tied: Sterilization and Reproductive Rights in America* (New Brunswick, NJ: Rutgers University Press, 2009), 102–104.

20 Alexandra Minna Stern, "Sterilized in the Name of Public Health: Race, Immigration, and Reproductive Control in Modern California", *American Journal of Public Health* 95 (July 2005): 1128–1138.

21 Silliman et al., *Undivided Rights*, 16. 另请参阅第240页。

22 Silliman et al., *Undivided Rights*, 39; Committee for Abortion Rights and against Sterilization Abuse, *Women under Attack: Abortion, Sterilization Abuse and Reproductive Freedom* (New York: The Committee, 1979); Wilcox, "The Face of Women's Health", 566–569; Aliya Khan, "Tennessee Judge's 'Birth Control Program' Wasn't 'Controversial': —It Was Coercive", accessed April 7, 2019, https://rewire.news/article/2017/08/02/tennessee-judges-birth-control-program-wasnt-controversial-coercive.

23 Loretta Ross et al., "Introduction", in *Radical Reproductive Justice*.

24 Ross and Solinger, *Reproductive Justice*, 79.

25 Ross, "Conceptualizing Reproductive Justice Theory".

26 Ross, "Conceptualizing Reproductive Justice Theory".

27 Ross et al., "Introduction".

28 Ross et al., “Introduction”.

29 Toni M. Bond Leonard, “Laying the Foundations for a Reproductive Justice Movement”, in *Radical Reproductive Justice*, chap. 2.

30 Silliman et al., *Undivided Rights*, 48; Leonard, “Laying the Foundations for a Reproductive Justice Movement”; Sasser, *On Infertile Ground*, 143.

31 United Nations, “The United Nations Fourth World Conference on Women—Beijing, China—September 1995; Action for Equality, Development, and Peace”, accessed April 7, 2019, http://www.un.org/womenwatch/daw/beijing/platform/health.htm.

32 Women of African Descent for Reproductive Justice, “Black Women on Universal Health Care Reform”, accessed April 7, 2019, https://bwrj.wordpress.com/category/wadrj-on-health-care-reform.

33 Ross, “Conceptualizing Reproductive Justice Theory”; Leonard, “Laying the Foundations for a Reproductive Justice Movement”; Ross et al., “Introduction”. 该组织现在被称为“姐妹之歌有色人种女性生育公正共同体”（SisterSong Women of Color Reproductive Justice Collective）。

34 Leonard, “Laying the Foundations for a Reproductive Justice Movement”.

35 Donna J. Drucker, “The Cervical Cap in the Feminist Health Movement, 1976–1988”, accessed April 7, 2019, http://notchesblog.com/2016/03/24/the-cervical-cap-in-the-feminist-womens-health-movement-1976–1988.

36 Leonard, “Laying the Foundations for a Reproductive Justice Movement”.

37 Griswold v. Connecticut, 381 U.S. 479 (1965). 直到艾森施塔特诉贝尔德案，美国最高法院才确认未婚的美国人拥有避孕用具的权利：405 U.S. 438 (1972)。

38 Ross et al., “Introduction”.

39 Ross and Solinger, *Reproductive Justice*, 16, 47.

40 Ross and Solinger, *Reproductive Justice*, 102.

41 Leonard, “Laying the Foundations for a Reproductive Justice Movement”.

42 Ross and Solinger, *Reproductive Justice*, 152.

43 Ross and Solinger, *Reproductive Justice*, 123.

44 Ross and Solinger, *Reproductive Justice*, 155.

45 Ross and Solinger, *Reproductive Justice*, 156.

46 Ross and Solinger, *Reproductive Justice*, 129.

47 Ross et al., "Introduction".

48 Leonard, "Laying the Foundations for a Reproductive Justice Movement".

49 Ross and Solinger, *Reproductive Justice*, 196.

第六章　避孕的未来

1 Linda Prine and Meera Shah, "Long-Acting Reversible Contraception: Difficult Insertions and Removals", *American Family Physician* 98, no. 5 (September 1, 2018): 304–309.

2 Alexis Light, Lin-Fan Wang, Alexander Zeymo, and Veronica Gomez-Lobo, "Family Planning and Contraception Use in Transgender Men", *Contraception* 98 (October 2018): 266–269.

3 Peter Dunne, "Transgender Sterilization Requirements in Europe", *Medical Law Review* 25 (November 2017): 554–581, esp. 556, 560, and 576; Peter Dunne, "YY v Turkey: Infertility as a Pre-Condition for Gender Confirmation Surgery", *Medical Law Review* 23 (December 2015): 646–658.

4 Dunne, "Transgender Sterilization Requirements in Europe", 557.

5 National Heart, Lung, and Blood Institute, "Calculate Your Body Mass Index", accessed April 7, 2019, https://www.nhlbi.nih.gov/health/educational/lose_wt/BMI/bmicalc.htm.

6 Ana Luiza L. Rocha et al., "Safety of Hormonal Contraception for Obese Women", *Expert Opinion on Drug Safety* 16, no. 12 (2017): 1387–1393; Pamela S. Lotke and Bliss Kaneshiro, "Safety and Efficacy of Contraceptive Methods for Obese and Overweight Women", *Obstetrics and Gynecology Clinics of North America* 42 (December 2015): 647–657.

7 Shriya Patel and Lawrence Carey, "Are Hormonal Contraceptives Less Effective

in Overweight and Obese Women?", *Journal of the American Academy of Physician Assistants* 31 (January 2018): 11–13.

8 Joël Schlatter, "Oral Contraceptives after Bariatric Surgery", *Obesity Facts* 10, no. 2 (2017): 118–126.

9 Anna Glasier et al., "Can We Identify Women at Risk of Pregnancy despite Using Emergency Contraception? Data from Randomized Trials of Ulipristal Acetate and Levonorgestrel", *Contraception* 84 (October 2011): 363–367.

10 Ronni Hayon, "Gender and Sexual Health: Care of Transgender Patients", *FP Essentials* 449 (October 2016): 27–36; Natalie Ingraham, Erin Wingo, and Sarah C. M. Roberts, "Inclusion of LGBT Persons in Research Related to Pregnancy Risk: A Cognitive Interview Study", *BMJ Sexual and Reproductive Health* 44 (2018): 292–298.

11 Angeline Faye Schrater, "Contraceptive Vaccines: Promises and Problems", in *Issues in Reproductive Technology: An Anthology*, ed. Helen Bequaert Holmes (New York: Garland, 1992), 31–52; Anita Hardon, "Contesting Claims on the Safety and Acceptability of Anti-Fertility Vaccines", *Reproductive Health Matters* 10 (November 1997): 68–81.

12 Gursaran P. Talwar et al., "Current Status of a Unique Vaccine Preventing Pregnancy", *Frontiers in Bioscience, Elite* 9 (June 2017): 321–332.

13 Angela R. Lemons and Rajesh K. Naz, "Birth Control Vaccine Targeting Leukemia Inhibitory Factor", *Molecular Reproduction and Development* 79 (February 2012): 97–106; Angela R. Lemons and Rajesh K. Naz, "Contraceptive Vaccines Targeting Factors Involved in Establishment of Pregnancy", *American Journal of Reproductive Immunology* 66 (July 2011): 13–25.

14 Rajesh K. Naz, "Vaccine for Human Contraception Targeting Sperm Izumo Protein and YLP12 Dodecamer Peptide", *Protein Science* 23 (July 2014): 857–868. 另请参阅Martin M. Matzuk et al., "Small-Molecule Inhibition of BRDT for Male Contraception", *Cell* 150 (no. 4, 2012): 673–684; Haruhiko Miyata et al., "Sperm Calcineurin Inhibition Prevents Mouse Fertility with Implications for

Male Contraceptive", *Science* 350 (October 23, 2015): 442–445.

15 Hermann M. Behre et al., "Efficacy and Safety of an Injectable Combination Hormonal Contraceptive for Men", *Journal of Clinical Endocrinology and Metabolism* 101 (December 2016): 4779–4788.

16 Planned Parenthood, "Birth Control", accessed April 7, 2019, https://www.plannedparenthood.org/learn/birth-control. The monthly ring was FDA-approved in 2001, and a yearlong ring was approved in 2018. United States Food and Drug Administration, "Approval Package, NuvaRing (Etonogestrel/Ethinyl Estradiol Vaginal Ring)", accessed April 7, 2019, https://www.accessdata.fda.gov/drugsatfda_docs/nda/2001/21-187_NuvaRing.cfm; and United States Food and Drug Administration, "Drug Approval Package: Annovera (segesterone acetate and ethinyl estradiol)", accessed April 7, 2019, https://www.accessdata.fda.gov/drugsatfda_docs/nda/2018/209627Orig1s000TOC.cfm.

17 Anna Rhodes, "Yes, Contraceptives Have Side Effects—and It's Time for Men to Put Up with Them Too", accessed April 7, 2019, https://www.independent.co.uk/voices/male-contraceptive-injection-successful-trial-halted-a7384601.html.

18 Niloufar Ilani et al., "A New Combination of Testosterone and Nestorone Transdermal Gels for Male Hormonal Contraception", *Journal of Clinical Endocrinology and Metabolism* 97, no. 10 (2012): 3476–3486; Michael J. Zitzmann et al., "Impact of Various Progestins with or without Transdermal Testosterone on Gonadotropin Levels for Non-Invasive Hormonal Male Contraception: A Randomized Clinical Trial", *Andrology* 5 (May 2017): 516–526.

19 Planned Parenthood, "Abstinence and Outercourse", accessed April 7, 2019, https://www.plannedparenthood.org/learn/birth-control/abstinence-and-outercourse.

20 Bimek SLV, "Contraception You Don't Need to Worry About", accessed April 7, 2019, https://www.bimek.com/this-is-how-the-bimek-slv-works.

21 Timothy Archibald, *Sex Machines: Photographs and Interviews* (Carrboro, NC: Daniel 13 / Process, 2005); Hallie Lieberman, *Buzz: The Stimulating History of*

the Sex Toy (New York: Pegasus Books, 2017).

22 Ida Schelenz, "Come on Barbie—Kasteler Bordell testet Sexpuppen", accessed April 7, 2019, https://sensor-magazin.de/come-on-barbie-kasteler-bordell-testet-sexpuppen; Adrian Terhorst, "In Dortmund gibt es das erste Puppen-Bordell Deutschlands", accessed April 7, 2019, https://rp-online.de/nrw/panorama/in-dortmund-gibt-es-das-erste-puppen-bordell-deutschlands_aid-16455925.

23 Breena Kerr, "Future of Sex: How Close Are Robotic Love Dolls?", accessed April 7, 2019, https://www.rollingstone.com/culture/culture-features/future-of-sex-how-close-are-robotic-love-dolls-123749; Allison P. Davis, "Are We Ready for Robot Sex?", accessed April 7, 2019, https://www.thecut.com/2018/05/sex-robots-realbotix.html; Friedemann Karig and Joko Winterscheidt, "Joko zu Besuch im ersten Puppen-Bordell Deutschlands", accessed April 7, 2019, https://www.stern.de/lifestyle/jwd/jwd--magazin--joko-winterscheidt-im-sexpuppen-bordell-in-dortmund-7897394.html.

24 David Levy, *Love and Sex with Robots: The Evolution of Human-Robot Relationships* (New York: Harper Perennial, 2007); John Danaher and Neil McArthur, eds., *Robot Sex: Social and Ethical Implications* (Cambridge, MA: MIT Press, 2017).

25 Bayer AG, "World Contraception Day: Support Mission #WCD2018", accessed April 7, 2019, https://www.your-life.com/en/for-doctors-parents-etc/about-wcd. The figure of 225 million women with unmet contraceptive needs is from World Health Organization, "Quality of Care in Contraceptive Information and Services, Based on Human Rights Standards: A Checklist for Health Care Providers", accessed April 7, 2019, http://apps.who.int/iris/bitstream/handle/10665/254826/9789241512091-eng.pdf.

26 World Health Organization, "Ensuring Human Rights in the Provision of Contraceptive Information and Services: Guidance and Recommendations", accessed April 7, 2019, http://apps.who.int/iris/bitstream/handle/10665/102539/9789241506748_eng.pdf.

27 以20世纪中期美国反堕胎和反避孕组织的分析为例，参见Daniel K. Williams, *Defenders of the Unborn: The Pro-Life Movement before* Roe v. Wade (New York: Oxford University Press, 2016)。

· 参考文献

Ahluwalia, Sanjam. *Reproductive Restraints: Birth Control in India, 1877–1947*. Urbana: University of Illinois Press, 2008.

Allbutt, Henry A. *The Wife's Handbook: How a Woman Should Order Herself during Pregnancy, in the Lying-In Room, and after Delivery*. London: Bentley & Co., 1887.

Aly, Götz, and Michael Sontheimer. *Fromms: How Julius Fromm's Condom Empire Fell to the Nazis*. Translated by Shelley Frisch. 2007; New York: Other Press, 2009. Kindle.

Andaya, Elise. *Conceiving Cuba: Reproduction, Women, and the State in the Post-Soviet Era*. New Brunswick, NJ: Rutgers University Press, 2014.

Archibald, Timothy. *Sex Machines: Photographs and Interviews*. Carrboro, NC: Daniel 13, 2005.

Asian Communities for Reproductive Justice. "A New Vision for Advancing Our Movement for Reproductive Health, Reproductive Rights, and Reproductive Justice." Accessed April 7, 2019. https://forwardtogether.org/tools/a-new-vision.

Bailey, Beth. *Sex in the Heartland*. Cambridge, MA: Harvard University Press, 2002.

Bayer AG. "World Contraception Day: Support Mission #WCD2018." Accessed April 7, 2019. https://www.your-life.com/en/for-doctors-parents-etc/about-wcd.

Behre, Hermann M., Michael Zitzmann, Richard A. Anderson, David J. Handelsman, Silvia W. Lestari, Robert I. McLachlan, M. Cristina Meriggiola, et al. "Efficacy and Safety of an Injectable Combination Hormonal Contraceptive for Men." *Journal of Clinical Endocrinology and Metabolism* 101 (December 2016): 4779–4788.

Bikini Condom box. BC: Barrier Methods: Female Condoms pre-1992 folder, box 14, Boston Women's Health Collective Subject Files, 1980–2000, HMS c261, Harvard Medical Library, Francis A. Countway Library of Medicine, Boston, Massachusetts.

Billings, J. J. *The Ovulation Method: The Achievement or Avoidance of Pregnancy Which Is Reliable and Universally Acceptable*. Melbourne: Advocacy Press, 1983.

Bimek SLV. "Contraception You Don't Need to Worry About." Accessed April 7, 2019. https://www.bimek.com/this-is-how-the-bimek-slv-works.

Borge, Jessica. "'Wanting It Both Ways': The London Rubber Company, the Condom, and the Pill, 1915–1970." Ph.D. diss., Birkbeck College, University of London, 2017.

Bourbonnais, Nicole C. *Birth Control in the Decolonizing Caribbean: Reproductive Politics and Practice on Four Islands, 1930–1970*. New York: Cambridge University Press, 2016.

Briggs, Laura. *Reproducing Empire: Race, Sex, Science, and U.S. Imperialism in Puerto Rico*. Berkeley: University of California Press, 2002.

Broberg, Gunnar, and Mattias Tydén. "Eugenics in Sweden: Efficient Care." In

Eugenics and the Welfare State: Sterilization Policy in Denmark, Sweden, Norway, and Finland, edited by Gunnar Broberg and Nils Roll-Hansen, 77–149. 1996; East Lansing: Michigan State University Press, 2005.

Brodie, Janet Farrell. *Contraception and Abortion in Nineteenth-Century America*. 1994; Ithaca: Cornell University Press, 1997.

Brodie, Janet Farrell. "Menstrual Intervention in the Nineteenth-Century United States." In *Regulating Menstruation: Beliefs, Practices, and Interpretations*, edited by Etienne van de Walle and Elisha P. Renne, 39–63. Chicago: University of Chicago Press, 2001.

Cheney, Kristen. "Locating Neocolonialism, 'Tradition,' and Human Rights in Uganda's 'Gay Death Penalty.'" *Africa Studies Review* 55 (September 2012): 77–95.

Chesler, Ellen. *Woman of Valor: Margaret Sanger and the Birth Control Movement in America*. 1992; New York: Simon & Schuster, 2007.

Clarke, Adele E. *Disciplining Reproduction: Modernity, American Life Sciences, and "the Problems of Sex."* Berkeley: University of California Press, 1998.

Cloatre, Emilie, and Máiréad Enright. "'On the Perimeter of the Lawful': Enduring Illegality in the Irish Family Planning Movement, 1972–1985." *Journal of Law and Society* 44 (December 2017): 471–500.

Committee for Abortion Rights and against Sterilization Abuse. *Women under Attack: Abortion, Sterilization Abuse, and Reproductive Freedom*. New York: The Committee, 1979.

Complete Catalog of the Products of the Laboratories of Parke, Davis & Co. (Detroit: Press of Parke, Davis & Company, 1937), Trade Literature Collection,

Smithsonian National Museum of American History, Washington, DC.

Complete Catalogue of the Products of the Laboratories of Parke, Davis & Co., Manufacturing Chemists, Detroit, Mich., U.S.A. (Detroit: n.p., 1898), Trade Literature Collection, Smithsonian National Museum of American History, Washington, DC.

Connelly, Matthew. "Population Control in India: Prologue to the Emergency Period." *Population and Development Review* 32 (December 2006): 629–667.

Cooper, Diana, Jane Harries, Jennifer Moodley, Deborah Constant, Rebecca Hodes, Cathy Mathews, Chelsea Morroni, and Margaret Hoffman. "Coming of Age? Women's Sexual and Reproductive Health after Twenty-One Years of Democracy in South Africa." *Reproductive Health Matters* 24, no. 48 (2016): 79–89.

Danaher, John, and Neil McArthur, eds. *Robot Sex: Social and Ethical Implications*. Cambridge, MA: MIT Press, 2017.

Davis, Allison P. "Are We Ready for Robot Sex?" Accessed April 7, 2019. https://www.thecut.com/2018/05/sex-robots-realbotix.html.

Debenham, Clare. *Birth Control and the Rights of Women: Post-Suffrage Feminism in the Early Twentieth Century*. London: Tauris, 2014.

Debenham, Clare. *Marie Stopes' Sexual Revolution and the Birth Control Movement*. Cham, Switzerland: Palgrave Macmillan, 2018.

Delay, Cara. "Pills, Potions, and Purgatives: Women and Abortion Methods in Ireland, 1900–1950." *Women's History Review* 29, no. 3 (2019): 479–499.

Denisov, Boris, and Victoria Sakevich. "Birth Control in Russia: A Swaying Population Policy." In *"Wenn die Chemie Stimmt": Geschlechterbeziehungen und Geburtenkontrolle im Zeitalter der "Pille"/Gender Relations and Birth*

Control in the Age of the "Pill," edited by Lutz Niethammer and Silke Satjukow, 245–268. Göttingen: Wallstein Verlag, 2016.

Department of Health and Human Services, U.S. Food and Drug Administration. "21 CFR Part 884: Obstetrical and Gynecological Devices; Reclassification of Single-Use Female Condom, to Be Renamed Single-Use Internal Condom." *Federal Register* 83, no. 188 (September 27, 2018): 48,711–48,713.

Dhruva, Sanket S., Joseph J. Ross, and Aileen M. Gariepy. "Revisiting Essure: Toward Safe and Effective Sterilization." *New England Journal of Medicine* 373 (October 8, 2015): e17 (1–3).

Dickinson, Robert L. *Control of Contraception: A Clinical Medical Manual*. 2nd ed. 1931; Baltimore: Williams & Wilkins, 1938.

Drezgić, Rada. "Fertility Control and Gender (In)equality under Socialism: The Case of Serbia." In *"Wenn die Chemie Stimmt": Geschlechterbeziehungen und Geburtenkontrolle im Zeitalter der "Pille"/Gender Relations and Birth Control in the Age of the "Pill,"* edited by Lutz Niethammer and Silke Satjukow, 269–285. Göttingen: Wallstein Verlag, 2016.

Drezgić, Rada. "Politics and Practices of Fertility Control under the State Socialism." *History of the Family* 15, no. 2 (2010): 191–205.

Drucker, Donna J. "Astrological Birth Control: Fertility Awareness and the Politics of Non-Hormonal Contraception." Accessed April 7, 2019. http://notchesblog.com/2015/06/11/astrological-birth-control-fertility-awareness-and-the-politics-of-non-hormonal-contraception.

Drucker, Donna J. "The Cervical Cap in the Feminist Health Movement, 1976–1988." Accessed April 7, 2019. http://notchesblog.com/2016/03/24/the-cervical-cap-in-the-feminist-womens-health-movement-1976-1988.

Dugdale, Ann. "Devices and Desires: Constructing the Intrauterine Device, 1908–1988." Ph.D. diss., University of Wollongong, 1995.

Dunne, Peter. "Transgender Sterilization Requirements in Europe." *Medical Law Review* 25 (November 2017): 554–581.

Dunne, Peter. *"YY v Turkey:* Infertility as a Pre-Condition for Gender Confirmation Surgery." *Medical Law Review* 23 (December 2015): 646–658.

Eig, Jonathan. *The Birth of the Pill: How Four Pioneers Reinvented Sex and Launched a Revolution*. 2014. London: Pan Books, 2016.

Engelman, Peter C. *A History of the Birth Control Movement in America*. Santa Barbara, CA: Praeger, 2011.

Enright, Máiréad, and Emilie Cloatre. "Transformative Illegality: How Condoms 'Became Legal' in Ireland, 1991–1993." *Feminist Legal Studies* 26 (November 2018): 261–284.

Essure Permanent Birth Control. "Frequently Asked Questions about Essure." Accessed April 7, 2019. http://www.essure.com/faq.

FemCap. "FemCap Improvement History." Accessed April 7, 2019. https://femcap.com/about-the-femcap/femcap-improvement-history.

Fisher, Kate. *Birth Control, Sex, and Marriage in Britain, 1918–1960*. Oxford, UK: Oxford University Press, 2006.

Fisher, Kate. "'She Was Quite Satisfied with the Arrangements I Made': Gender and Birth Control in Britain, 1920–1950." *Past & Present* 169 (November 2000): 161–193.

Fisher, Kate. "Uncertain Aims and Tacit Negotiation: Birth Control Practices in

Britain, 1925–1950." *Population and Development Review* 26 (June 2000): 295–317.

Foster, Olivia. "Women Are Turning to Birth Control Smartphone Apps for a Reason." Accessed April 7, 2019. https://www.theguardian.com/commentisfree/2018/jul/24/women-birth-control-smartphone-apps-contraception-technology.

Frühstück, Sabine. *Colonizing Sex: Sexology and Social Control in Modern Japan*. Berkeley: University of California Press, 2003.

Gallagher, Dana. "Cervical Caps and the Women's Health Movement: Feminists as 'Advocate Researchers.'" In *Issues in Reproductive Technology*, edited by Helen Bequaert Holmes, 87–94. New York: New York University Press, 1994.

Gallagher, Dana M., and Gary A. Richwald. "Feminism and Regulation Collide: The Food and Drug Administration's Approval of the Cervical Cap." *Women & Health* 15, no. 2 (1989): 87–97.

Gamson, Joshua. "Rubber Wars: Struggles over the Condom in the United States." *Journal of the History of Sexuality* 1 (October 1990): 262–282.

Glasier, Anna, Sharon T. Cameron, Diana Blithe, Bruno Scherrer, Henri Mathe, Delphine Levy, Erin Gainer, and Andre Ulmann. "Can We Identify Women at Risk of Pregnancy Despite Using Emergency Contraception? Data from Randomized Trials of Ulipristal Acetate and Levonorgestrel." *Contraception* 84 (October 2011): 363–367.

Grant, Nicole J. *The Selling of Contraception: The Dalkon Shield Case, Sexuality, and Women's Autonomy*. Columbus: Ohio State University Press, 1992.

Green, William. *Contraceptive Risk: The FDA, Depo-Provera, and the Politics of*

Experimental Medicine. New York: New York University Press, 2017.

Grossmann, Atina. *Reforming Sex: The German Movement for Birth Control and Abortion Reform, 1920–1950*. New York: Oxford University Press, 1995.

Gurr, Barbara. *Reproductive Justice: The Politics of Health Care for Native American Women*. New Brunswick, NJ: Rutgers University Press, 2014.

Gwatkin, Davidson R. "Political Will and Family Planning: The Implications of India's Emergency Experience." *Population and Development Review* 5 (March 1979): 29–59.

Hajo, Cathy Moran. *Birth Control on Main Street: Organizing Clinics in the United States, 1919–1939*. Urbana: University of Illinois Press, 2010.

Hansen, Bent Sigurd. "Something Rotten in the State of Denmark: Eugenics and the Ascent of the Welfare State." In *Eugenics and the Welfare State: Sterilization Policy in Denmark, Sweden, Norway, and Finland*, edited by Gunnar Broberg and Nils Roll-Hansen, 9–76. 1996; East Lansing: Michigan State University Press, 2005.

Hardee, Karen, Shannon Harris, Marida Rodriguez, Jan Kumar, Lynn Bakamjian, Karen Newman, and Wyn Brown. "Achieving the Goal of the London Summit on Family Planning by Adhering to Voluntary Rights-Based Family Planning: What Can We Learn from Past Experiences with Coercion?" *International Perspective on Sexual and Reproductive Health* 40 (December 2014): 206–214.

Hardon, Anita. "Contesting Claims on the Safety and Acceptability of Anti-Fertility Vaccines." *Reproductive Health Matters* 10 (November 1997): 68–81.

Hardon, Anita. "Norplant: Conflicting Views on Its Safety and Acceptability." In *Issues in Reproductive Technology: An Anthology*, edited by Helen Bequaert

Holmes, 11–30. New York: Garland, 1992.

Harper, Michael J. K. *Birth Control Technologies: Prospects by the Year 2000*. Austin: University of Texas Press, 1983.

Harris, Alana. "Introduction: The Summer of '68—Beyond the Secularization Thesis." In *The Schism of '68: Catholicism, Contraception, and 'Humanae Vitae' in Europe, 1945–1975*, edited by Alana Harris, 1–20. Cham, Switzerland: Palgrave MacMillan, 2018.

Hart, Graham J., Robert Pool, Gillian Green, Susan Harrison, Stella Nyanzi, and J. A. G. Whitworth. "Women's Attitudes to Condoms and Female-Controlled Means of Protection against HIV and STDs in South-Western Uganda." *AIDS Care* 11, no. 6 (1999): 687–698.

Hayon, Ronni. "Gender and Sexual Health: Care of Transgender Patients." *FP Essentials* 449 (October 2016): 27–36.

Hietala, Marjatta. "From Race Hygiene to Sterilization: The Eugenics Movement in Finland." In *Eugenics and the Welfare State: Sterilization Policy in Denmark, Sweden, Norway, and Finland*, edited by Gunnar Broberg and Nils Roll-Hansen, 195–258. 1996; East Lansing: Michigan State University Press, 2005.

Himes, Norman E. *Medical History of Contraception*. 1936; New York: Schocken Books, 1970.

Hodes, Rebecca. "The Culture of Illegal Abortion in South Africa." *Journal of Southern African Studies* 42, no. 1 (2016): 79–93.

Hodes, Rebecca. "HIV/AIDS in South Africa." Accessed April 7, 2019. http://africanhistory.oxfordre.com/view/10.1093/acrefore/9780190277734.001.0001/acrefore-9780190277734-e-299.

Hodges, Sarah. *Contraception, Colonialism and Commerce: Birth Control in South India, 1920–1940*. 2008; Abingdon, UK: Routledge, 2016.

Holz, Rose. *The Birth Control Clinic in a Marketplace World*. Rochester: University of Rochester Press, 2014.

Homei, Aya. "The Science of Population and Birth Control in Post-War Japan." In *Science, Technology and Medicine in the Japanese Empire*, edited by David G. Wittner and Philip C. Brown, 227–243. New York: Routledge, 2016.

Huhle, Teresa. *Bevölkerung, Fertilität und Familienplanung in Kolumbien: Eine transnationale Wissensgeschichte im Kalten Krieg*. Bielefeld: Transcript, 2017.

Ignaciuk, Agata. "Reproductive Policies and Women's Birth Control: Practices in State-Socialist Poland (1960s–1980s)." In *"Wenn die Chemie Stimmt": Geschlechterbeziehungen und Geburtenkontrolle im Zeitalter der "Pille"/ Gender Relations and Birth Control in the Age of the "Pill,"* edited by Lutz Niethammer and Silke Satjukow, 305–330. Göttingen: Wallstein Verlag, 2016.

Ilani, Niloufar, Mara Y. Roth, John K. Amory, Ronald S. Swerdloff, Clint Dart, Stephanie T. Page, William J. Bremner, et al. "A New Combination of Testosterone and Nestorone Transdermal Gels for Male Hormonal Contraception." *Journal of Clinical Endocrinology and Metabolism* 97, no. 10 (2012): 3476–3486.

Ingraham, Natalie, Erin Wingo, and Sarah C. M. Roberts. "Inclusion of LGBT Persons in Research Related to Pregnancy Risk: A Cognitive Interview Study." *BMJ Sexual and Reproductive Health* 44 (2018): 292–298.

Jewett, Sarah Orne. *The Country of Pointed Firs*. 1896; N.p.: CreateSpace Independent Publishing Platform, 2013. Kindle.

Johnson, Virginia E., and William H. Masters. "Intravaginal Contraceptive Study: Phase II. Physiology (A Direct Test for Protective Potential)." *Western Journal of Surgery, Obstetrics, and Gynecology* 71 (May–June 1963): 144–153.

Jones, Claire L. "Under the Covers? Commerce, Contraceptives, and Consumers in England and Wales, 1880–1960." *Social History of Medicine* 29 (November 2016): 734–756.

Kaler, Amy. *Running after Pills: Politics, Gender, and Contraception in Colonial Zimbabwe*. Portsmouth, NH: Heinemann, 2003.

Karig, Friedemann, and Joko Winterscheidt. "Joko zu Besuch im ersten Puppen-Bordell Deutschlands." Accessed April 7, 2019. https://www.stern.de/lifestyle/jwd/jwd--magazin--joko-winterscheidt-im-sexpuppen-bordell-in-dortmund-7897394.html.

Kaufman, Sherwin A. "Simulated Postcoital Test to Determine Immediate Spermicidal Effect of Jelly or Cream Alone." *Fertility and Sterility* 11, no. 2 (1960): 199–209.

Kerr, Breena. "Future of Sex: How Close Are Robotic Love Dolls?" Accessed April 7, 2019. https://www.rollingstone.com/culture/culture-features/future-of-sex-how-close-are-robotic-love-dolls-123749.

Khan, Aliya. "Tennessee Judge's 'Birth Control Program' Wasn't 'Controversial': It Was Coercive." Accessed April 7, 2019. https://rewire.news/article/2017/08/02/tennessee-judges-birth-control-program-wasnt-controversial-coercive.

Klausen, Susanne M. *Race, Maternity, and the Politics of Birth Control in South Africa, 1910–1939*. Basingstoke, UK: Palgrave Macmillan, 2004.

Klemm, Miriam. "Overshadowed by the Pill–Die Entwicklung männlicher

Langzeitverhütungsmittel." *Sexuologie–Zeitschrift für Sexualmedizin, Sexualtherapie und Sexualwissenschaft* 24, nos. 1–2 (2016): 11–18.

Kline, Wendy. *Bodies of Knowledge: Sexuality, Reproduction, and Women's Health in the Second Wave*. Chicago: University of Chicago Press, 2010.

Kluchin, Rebecca M. *Fit to Be Tied: Sterilization and Reproductive Rights in America*. New Brunswick, NJ: Rutgers University Press, 2009.

Klugman, Barbara. "Balancing Means and Ends: Population Policy in South Africa." *Reproductive Health Matters* 1 (May 1993): 44–57.

Knowlton, Charles. *Fruits of Philosophy: A Treatise on the Population Question*. 1832; Auckland: Floating Press, 2013. Kindle.

Lacey, Louise. *Lunaception: A Feminine Odyssey into Fertility and Contraception*. New York: Coward, McCann, and Geoghegan, 1975.

Law, Kate. "At Your Service: The Role of the Historian in Contemporary Reproductive Rights Debates." Accessed April 7, 2019. https://nursingclio.org/2018/09/13/at-your-service-the-role-of-the-historian-in-contemporary-reproductive-rights-debates.

Law, Kate. "Fighting Fertility: Depo-Provera, South Africa, and the British Anti-Apartheid Movement." Accessed April 7, 2019. https://perceptionsofpregnancy.com/2016/11/28/fighting-fertility-depo-provera-south-africa-and-the-british-anti-apartheid-movement.

Layne, Linda L. "Introduction." In *Feminist Technology*, edited by Linda L. Layne, Sharra L. Vostral, and Kate Boyer, 1–35. Urbana: University of Illinois Press, 2010.

Lemons, Angela R., and Rajesh K. Naz. "Birth Control Vaccine Targeting Leukemia

Inhibitory Factor." *Molecular Reproduction and Development* 79 (February 2012): 97–106.

Lemons, Angela R., and Rajesh K. Naz. "Contraceptive Vaccines Targeting Factors Involved in Establishment of Pregnancy." *American Journal of Reproductive Immunology* 66 (July 2011): 13–25.

Leng, Kirsten. *Sexual Politics and Feminist Science: Women Sexologists in Germany, 1900–1933*. Ithaca: Cornell University Press, 2018.

Leonard, Toni M. Bond. "Laying the Foundations for a Reproductive Justice Movement." In *Radical Reproductive Justice: Foundations, Theory, Practice, Critique*, edited by Loretta J. Ross, Lynn Roberts, Erika Derkas, Whitney Peoples, and Pamela Bridgewater, 39–49. New York: Feminist Press at the City University of New York, 2017. Kindle.

Levine, June. *Sisters: The Personal Story of an Irish Feminist*. 1982; Cork, Ireland: Attic Press, 2009. Kindle.

Levy, David. *Love and Sex with Robots: The Evolution of Human-Robot Relationships*. New York: Harper Perennial, 2007.

Liao, Pamela Verma, and Janet Dollin. "Half a Century of the Oral Contraceptive Pill: Historical Review and View to the Future." *Canadian Family Physician* 58 (December 2012): e757–e760.

Lieberman, Hallie. *Buzz: The Stimulating History of the Sex Toy*. New York: Pegasus Books, 2017.

Light, Alexis, Lin-Fan Wang, Alexander Zeymo, and Veronica Gomez-Lobo. "Family Planning and Contraception Use in Transgender Men." *Contraception* 98 (October 2018): 266–269.

Lišková, Kateřina. *Sexual Liberation, Socialist Style: Communist Czechoslovakia and the Science of Desire, 1945–1989*. Cambridge, UK: Cambridge University Press, 2018.

Lissner, Elaine A. "Frontiers in Nonhormonal Male Contraceptive Research." In *Issues in Reproductive Technology: An Anthology*, edited by Helen Bequaert Holmes, 53–69. New York: Garland, 1992.

Lizarzaburu, Javier. "Forced Sterilization Haunts Peruvian Women Decades On." Accessed April 7, 2019. https://www.bbc.com/news/world-latin-america-34855804.

López, Raúl Necochea. *A History of Family Planning in Twentieth-Century Peru*. Chapel Hill: University of North Carolina Press, 2014.

Lotke, Pamela S., and Bliss Kaneshiro. "Safety and Efficacy of Contraceptive Methods for Obese and Overweight Women." *Obstetrics and Gynecology Clinics of North America* 42 (December 2015): 647–657.

Löwy, Ilana. "Defusing the Population Bomb in the 1950s: Foam Tablets in India." *Studies in History and Philosophy of Biological and Biomedical Sciences* 43 (September 2012): 583–593.

Löwy, Ilana. "'Sexual Chemistry' Before the Pill: Science, Industry and Chemical Contraceptives, 1920–1960." *British Journal for the History of Science* 44 (June 2011): 245–274.

Maines, Rachel. "Socially Camouflaged Technologies: The Case of the Electromechanical Vibrator." *IEEE Technology and Society Magazine* 8 (June 1989): 3–11.

Makere University, School of Public Health. "Rapid Assessment of Comprehensive

Condom Programming in Uganda: Final Report." Accessed April 7, 2019. http://www.samasha.org/download/Comprehensive-Condom-Programming-Assessment-In-Uganda_Final-Report-October-2015.pdf.

Marks, Lara V. *Sexual Chemistry: A History of the Contraceptive Pill*. 2001; New Haven: Yale University Press, 2010.

Masters, William H., and Virginia E. Johnson. *Human Sexual Response*. Boston: Little, Brown, 1966.

Matsumoto, Yasuyo, and Shingo Yamabe. "After Ten Years: Has Approval of Oral Contraceptives Really Decreased the Rate of Unintended Pregnancy?" *Contraception* 81 (May 2010): 389–390.

Matsumoto, Y. Scott, Akira Koizumi, and Tadahiro Nohara. "Condom Use in Japan." *Studies in Family Planning* 3 (October 1972): 251–255.

Matzuk, Martin M., Michael R. McKeown, Panagis Filippakopoulos, Qinglei Li, Lang Ma, Julio E. Agno, Madeleine E. Lemieux, et al. "Small-Molecule Inhibition of BRDT for Male Contraception." *Cell* 150, no. 4 (2012): 673–684.

Mauck, Christine, Lucinda H. Glover, Eric Miller, Susan Allen, David F. Archer, Paul Blumenthal, Bruce A. Rosenzweig, et al. "Lea's Shield: A Study of the Safety and Efficacy of a New Vaginal Barrier Contraception Used with and without Spermicide." *Contraception* 53, no. 6 (1996): 329–335.

May, Elaine Tyler. *America and the Pill: A History of Promise, Peril, and Liberation*. New York: Basic Books, 2010.

McCarthy, Mary. *The Group*. 1954; New York: Signet, 1963.

McLaren, Angus. *A History of Contraception: From Antiquity to the Present Day*. Oxford: Basil Blackwell, 1990.

MedIntim. “Successful History of Development: Caya Contoured Diaphragm.” Accessed April 7, 2019. https://www.caya.eu/caya-development.

Meyer, Jimmy Elaine Wilkinson. *Any Friend of the Movement: Networking for Birth Control, 1920–1940*. Columbus: Ohio State University Press, 2004.

Mieusset, Roger, Helene Grandjean, Arlette Mansat, and Francis Pontonnier. “Inhibiting Effect of Artificial Cryptorchidism on Spermatogenesis.” *Fertility and Sterility* 43, no. 4 (April 1985): 589–594.

Miyata, Haruhiko, Yuhkoh Satouh, Daisuke Mashiko, Masanaga Muto, Kaori Nozawa, Kogiku Shiba, Yoshitaka Fujihara, Ayako Isotani, Kazuo Inaba, and Masahito Ikawa. “Sperm Calcineurin Inhibition Prevents Mouse Fertility with Implications for Male Contraceptive.” *Science* 350 (October 23, 2015): 442–445.

Monroe, Jacquelyn, and Rudolph Alexander, Jr. “C.R.A.C.K: A Progeny of Eugenics and a Forlorn Representation for African Americans.” *Journal of African American Studies* 9 (Summer 2005): 19–35.

Morgen, Sandra. *Into Our Own Hands: The Women’s Health Movement in the United States, 1969–1990*. New Brunswick, NJ: Rutgers University Press, 2002.

Murphy, Michelle. *Seizing the Means of Reproduction: Entanglements of Feminism, Health, and Technoscience*. Durham: Duke University Press, 2012.

Nanda, Kavita, Gretchen S. Stuart, Jennifer Robinson, Andrew L. Gray, Naomi K. Tepper, and Mary E. Gaffield. “Drug Interactions between Hormonal Contraceptives and Antiretrovirals.” *AIDS* 31, no. 7 (2017): 917–952.

National Black Women’s Health Project. *Our Bodies, Our Voices, Our Choices: A Black Woman’s Primer on Reproductive Health and Rights*. Washington, DC: n.p., 1998.

National Heart, Lung, and Blood Institute. "Calculate Your Body Mass Index." Accessed April 7, 2019. https://www.nhlbi.nih.gov/health/educational/lose_wt/BMI/bmicalc.htm.

Natural Cycles. "Quality Assured & Recognised." Accessed April 7, 2019. https://www.naturalcycles.com/en/science/certifications.

Naz, Rajesh K. "Vaccine for Human Contraception Targeting Sperm Izumo Protein and YLP12 Dodecamer Peptide." *Protein Science* 23 (July 2014): 857–868.

Nelson, Jennifer. *More than Medicine: A History of the Feminist Women's Health Movement*. New York: New York University Press, 2015.

Nelson, Jennifer. *Women of Color and the Reproductive Rights Movement*. New York: New York University Press, 2003.

Norgren, Tiana. *Abortion before Birth Control: The Politics of Reproduction in Postwar Japan*. Princeton: Princeton University Press, 2001.

Oudshoorn, Nelly. *The Male Pill: A Biography of a Technology in the Making*. Durham: Duke University Press, 2003.

Palmer, Rachel Lynn, and Sarah K. Greenberg. *Facts and Frauds in Woman's Hygiene: A Medical Guide against Misleading Claims and Dangerous Products*. New York: Vanguard Press, 1936.

Patel, Shriya, and Lawrence Carey. "Are Hormonal Contraceptives Less Effective in Overweight and Obese Women?" *Journal of the American Academy of Physician Assistants* 31 (January 2018): 11–13.

Paul, Eve W., to Dave Andrews, September 5, 1978. Folder 21, box 209, Series II: Classified Files (part 2); Planned Parenthood Federation of America Records, Sophia Smith Collection, Smith College, Northampton, Massachusetts.

Paul VI. *Humane vitae* [*On Human Life*]. Accessed April 7, 2019. http://w2.vatican.va/content/paul-vi/en/encyclicals/documents/hf_p-vi_enc_25071968_humanae-vitae.html.

Pitkänen, Kari. "Contraception in Late Nineteenth- and Early Twentieth-Century Finland." *Journal of Interdisciplinary History* 34 (Autumn 2003): 187–207.

Pius XI. *Casti connubii* [*On Christian Marriage*]. Accessed April 7, 2019. http://w2.vatican.va/content/pius-xi/en/encyclicals/documents/hf_p-xi_enc_19301231_casti-connubii.html.

Planned Parenthood. "Abstinence and Outercourse." Accessed April 7, 2019. https://www.plannedparenthood.org/learn/birth-control/abstinence-and-outercourse.

Planned Parenthood. "Birth Control." Accessed April 7, 2019. https://www.plannedparenthood.org/learn/birth-control.

Poole, Robert, Graham Hart, Gillian Green, Susan Harrison, Stella Nyanzi, and Jimmy Whitworth. "Men's Attitude to Condoms and Female-Controlled Means of Protection against HIV and STDs in South-Western Uganda." *Culture, Health, and Sexuality* 2, (no. 2, (2000): 197–211.

Powell, Christopher, and Tim Farley. "Nonoxynol-9 Ineffective in Preventing HIV Infection." Accessed April 7, 2019. https://www.who.int/mediacentre/news/notes/release55/en.

Pozzi, Lucia. "The Encyclical *Casti connubii* (1930): The Origin of the Twentieth Century Discourse of the Catholic Church on Family and Sexuality." In *La Sainte Famille: Sexualité, filiation et parentalité dans l'Eglise catholique*, edited by Cécile Vanderpelen-Diagre and Caroline Sägesser, 41–54. Brussels: Editions de l'Université libre de Bruxelles, 2017.

Pozzi, Lucia. "The Problem of Birth Control in the United States under the Papacy of Pius XI." In *Pius XI and America: Proceedings of the Brown University Conference (Providence, February 2010)*, edited by Charles R. Gallagher, David I. Kertzer, and Alberto Meloni, 209–232. Zurich: Lit Verlag, 2012.

Prescott, Heather Munro. *The Morning After: A History of Emergency Contraception in the United States*. New Brunswick, NJ: Rutgers University Press, 2011.

Prine, Linda, and Meera Shah. "Long-Acting Reversible Contraception: Difficult Insertions and Removals." *American Family Physician* 98, no. 5 (September 1, 2018): 304–309.

Ramusack, Barbara N. "Embattled Advocates: The Debate over Birth Control in India, 1920–1940." *Journal of Women's History* 1 (Fall 1989): 34–64.

Reed, James. *The Birth Control Movement and American Society: From Private Vice to Public Virtue*. 1978; Princeton: Princeton University Press, 2014.

Rhodes, Anna. "Yes, Contraceptives Have Side Effects—and It's Time for Men to Put Up with Them Too." Accessed April 7, 2019. https://www.independent.co.uk/voices/male-contraceptive-injection-successful-trial-halted-a7384601.html.

Roberts, Dorothy. *Killing the Black Body: Race, Reproduction, and the Meaning of Liberty*. New York: Vintage, 1998.

Robinson, Derek, and John Rock. "Intrascrotal Hyperthermia Induced by Scrotal Insulation: Effect on Spermatogenesis." *Obstetrics and Gynecology* 29, no. 2 (February 1967): 217–223.

Rocha, Ana Luiza L., Rayana R. Campos, Marina M. S. Miranda, Laio B. P. Raspante, Márcia M. Carneiro, Carolina S. Vieria, and Fernando M. Reis. "Safety of Hormonal Contraception for Obese Women." *Expert Opinion on Drug Safety* 16, no. 12 (2017): 1387–1393.

Rock, John, and David Loth. *Voluntary Parenthood*. New York: Random House, 1949.

Rosenblum, Arthur. *The Natural Birth Control Book*. 5th ed. Philadelphia: Aquarian Research Foundation, 1982.

Ross, Loretta J., Lynn Roberts, Erika Derkas, Whitney Peoples, and Pamela Bridgewater, eds. *Radical Reproductive Justice: Foundations, Theory, Practice, Critique*. New York: Feminist Press at the City University of New York, 2017.

Ross, Loretta J. and Rickie Solinger. *Reproductive Justice: An Introduction*. Oakland: University of California Press, 2017.

Rout, Ettie. *Practical Birth Control: Being a Revised Version of* Safe Marriage. 1922; London: William Heinemann (Medical Books), 1940.

Rusterholz, Caroline. "Testing the Gräfenberg Ring in Interwar Britain: Norman Haire, Helena Wright, and the Debate over Statistical Evidence, Side Effects, and Intra-uterine Contraception." *Journal of the History of Medicine and Allied Sciences* 72 (October 2017): 448–467.

Ruzek, Sheryl Burt. *The Women's Health Movement: Feminist Alternatives to Medical Control*. New York: Praeger, 1978.

Sanger, Margaret. *Family Limitation* (n.p., 1914), p. 16, folder 6, box 85. The Margaret Sanger Papers (microfilmed), Sophia Smith Collection, Smith College, Northampton, Massachusetts.

Sasser, Jade S. *On Infertile Ground: Population Control and Women's Rights in the Era of Climate Change*. New York: New York University Press, 2018.

Sayi, Takudzwa S. "Addressing Limited Contraceptive Options and Inconsistent Use in Zimbabwe." Accessed April 7, 2019. https://www.prb.org/contraceptive-use-zimbabwe.

Scharping, Thomas. *Birth Control in China, 1949–2000: Population Policy and Demographic Development*. London: Routledge, 2003.

Schelenz, Ida. "Come on Barbie—Kasteler Bordell testet Sexpuppen." Accessed April 7, 2019. https://sensor-magazin.de/come-on-barbie-kasteler-bordell-testet-sexpuppen.

Schlatter, Joël. "Oral Contraceptives after Bariatric Surgery." *Obesity Facts* 10, no. 2 (2017): 118–126.

Schrater, Angeline Faye. "Contraceptive Vaccines: Promises and Problems." In *Issues in Reproductive Technology: An Anthology*, edited by Helen Bequaert Holmes, 31–52. New York: Garland, 1992.

Sciarra, John J. "Vaginal Contraception: Historical Perspective." In *Vaginal Contraception: New Developments*, edited by Gerald I. Zatuchni, Aquiles J. Sobrero, J. Joseph Speidel, and John J. Sciarra, 2–12. Hagerstown, MD: Harper & Row, 1979.

Seaman, Barbara. *The Doctor's Case against the Pill*. New York: Avalon, 1969.

Silliman, Jael, Marlene Gerber Fried, Loretta Ross, and Elena R. Gutiérrez. *Undivided Rights: Women of Color Organize for Reproductive Justice*. 2nd ed. 2004; Chicago: Haymarket Books, 2016.

Sobotka, Tomáš. "The Stealthy Sexual Revolution? Birth Control, Reproduction, and Family under State Socialism in Central and Eastern Europe." In *"Wenn die Chemie Stimmt": Geschlechterbeziehungen und Geburtenkontrolle im Zeitalter der "Pille"/Gender Relations and Birth Control in the Age of the "Pill,"* edited by Lutz Niethammer and Silke Satjukow, 121–152. Göttingen: Wallstein Verlag, 2016.

Sobrero, Aquiles J. "Evaluation of a New Contraceptive." *Fertility and Sterility* 11, no. 5 (1960): 518–524.

Sobrero, Aquiles J. "Spermicidal Agents: Effectiveness, Use, and Testing." In *Vaginal Contraception: New Developments*, edited by Gerald I. Zatuchni, Aquiles J. Sobrero, J. Joseph Speidel, and John J. Sciarra, 48–65. Hagerstown, MD: Harper & Row, 1979.

Sogner, Sølvi. "Abortion, Birth Control, and Contraception: Fertility Decline in Norway." *Journal of Interdisciplinary History* 34 (Autumn 2003): 209–234.

Stern, Alexandra Minna. "Sterilized in the Name of Public Health: Race, Immigration, and Reproductive Control in Modern California." *American Journal of Public Health* 95 (July 2005): 1128–1138.

Stern, Alexandra Minna. "'We Cannot Make a Silk Purse Out of a Sow's Ear': Eugenics in the Hoosier Heartland." *Indiana Magazine of History* 103 (March 2007): 3–38.

Stockham, Alice B. *Karezza: Ethics of Marriage*. Chicago: Stockham Publishing Co., 1896.

Stockham, Alice B. *Tokology: A Book for Every Woman*. New York: R. F. Fenno & Co., 1893.

Stone, Hannah M. "Birth Control Wins." Accessed April 7, 2019. https://www.thenation.com/article/birth-control-wins.

Stone, Hannah M. *Maternal Health and Contraception: A Study of the Medical*

Data of Two Thousand Patients from the Maternal Health Center, Newark, N.J. New York: A. R. Elliott, 1933.

Stopes, Marie Carmichael. *Contraception (Birth Control): Its Theory, History, and Practice; A Manual for the Medical and Legal Professions*. London: John Bale, Sons & Danielsson, 1924.

Stopes, Marie. *The First Five Thousand, Being the First Report of the First Birth Control Clinic in the British Empire*. London: John Bale, Sons & Danielsson, Ltd., 1925.

Stopes, Marie. *Preliminary Notes on Various Technical Aspects of the Control of Contraception*. London: Mothers' Clinic for Constructive Birth Control, 1930.

Sudjic, Olivia. "'I Felt Colossally Naïve': The Backlash against the Birth Control App." Accessed April 7, 2019. https://www.theguardian.com/society/2018/jul/21/colossally-naive-backlash-birth-control-app.

Takeshita, Chikako. *The Global Biopolitics of the IUD: How Science Constructs Contraceptive Users and Women's Bodies*. Cambridge, MA: MIT Press, 2012.

Talwar, Gursaran P., Kripa N. Nand, Jagdish C. Gupta, Atmaram H. Bandivdekar, Radhey S. Sharma, and Nirmal K. Lohiya. "Current Status of a Unique Vaccine Preventing Pregnancy." *Frontiers in Bioscience (Elite edition)* 9 (June 2017): 321–332.

Tammeveski, Peeter. "Repression and Incitement: A Critical Demographic, Feminist, and Transnational Analysis of Birth Control in Estonia, 1920–1939." *History of the Family* 16, no. 1 (2011): 13–29.

Terhorst, Adrian. "In Dortmund gibt es das erste Puppen-Bordell Deutschlands." Accessed April 7, 2019. https://rp-online.de/nrw/panorama/in-dortmund-gibt-es-das-erste-puppen-bordell-deutschlands_aid-16455925.

Thapa, Saurav Jung. “Uganda Today: Continuing Danger Despite Nullification of Anti-Homosexuality Act.” Accessed April 7, 2019. https://assets2.hrc.org/files/assets/resources/Global_Spotlight_Uganda__designed_version__September_25__2015.pdf.

Thomas, Lynn M. *Politics of the Womb: Women, Reproduction, and the State of Kenya*. Berkeley: University of California Press, 2003.

Thoradeniya, Darshi. “Birth Control Pill Trials in Sri Lanka: The History and Politics of Women’s Reproductive Health (1950–1980).” *Social History of Medicine*, published online first on October 26, 2018. https://doi.org/10.1093/shm/hky076.

Tone, Andrea. *Devices and Desires: A History of Contraceptives in America*. New York: Hill and Wang, 2002.

UNAIDS. “Country Factsheets: Uganda 2017.” Accessed April 7, 2019. http://www.unaids.org/en/regionscountries/countries/uganda.

United Nations. “The United Nations Fourth World Conference on Women—Beijing, China—September 1995; Action for Equality, Development, and Peace.” Accessed April 7, 2019. http://www.un.org/womenwatch/daw/beijing/platform/health.htm.

United Nations. “Universal Declaration of Human Rights.” Accessed April 7, 2019. http://www.un.org/en/universal-declaration-human-rights.

United States Conference of Catholic Bishops. “Benefits of NFP.” Accessed April 7, 2019. http://www.usccb.org/issues-and-action/marriage-and-family/natural-family-planning/what-is-nfp/benefits.cfm.

United States Conference of Catholic Bishops. "NFP Methodology." Accessed April 7, 2019. http://www.usccb.org/issues-and-action/marriage-and-family/natural-family-planning/what-is-nfp/methods.cfm.

United States Food and Drug Administration. "Approval Package, NuvaRing (Etonogestrel/Ethinyl Estradiol Vaginal Ring)." Accessed April 7, 2019. https://www.accessdata.fda.gov/drugsatfda_docs/nda/2001/21-187_NuvaRing.cfm.

United States Food and Drug Administration. "Drug Approval Package: Annovera (segesterone acetate and ethinyl estradiol)." Accessed April 7, 2019. https://www.accessdata.fda.gov/drugsatfda_docs/nda/2018/209627Orig1s000TOC.cfm.

United States Food and Drug Administration. "FDA Allows Marketing of First Direct-to-Consumer App for Contraceptive Use to Prevent Pregnancy." Accessed April 7, 2019. https://www.fda.gov/newsevents/newsroom/pressannouncements/ucm616511.htm.

United States Food and Drug Administration. "Summary of Safety and Effectiveness Data (SSED)." Accessed April 7, 2019. https://www.accessdata.fda.gov/cdrh_docs/pdf8/P080002b.pdf.

van den Broeck, Karl, Dirk Janssens, and Paul Defoort. "A Forgotten Founding Father of the Pill: Ferdinand Peeters, MD." *European Journal of Contraception and Reproductive Health Care* 17, no. 5 (October 2012): 321–328.

Varma, Rajesh, and Janesh K. Gupta. "Failed Sterilization: Evidence-Based Review and Medico-Legal Ramifications." *BJOG: An International Journal of Obstetrics and Gynecology* 111, no. 12 (December 2004): 1322–1332.

Villarosa, Linda, ed. *Body & Soul: The Black Women's Guide to Physical Health and Emotional Well-Being*. New York: Perennial, 1994.

Voge, Cecil I. B. *The Chemistry and Physics of Contraceptives*. London: Jonathan Cape, 1933.

von Oefele, Felix Freiherr. "Anticonceptionelle Arzneistoffe: Ein Beitrag zur Frage des Malthunianismus in alter und neuer Zeit." *Die Heilkunde* 2 (1898): 1–48.

Vorhölter, Julia. "Negotiating Social Change: Ugandan Discourses on Westernization and Neo-Colonialism as Forms of Social Critique." *Journal of Modern African Studies* 50, no. 2 (2012): 283–307.

Watkins, Elizabeth Siegel. "From Breakthrough to Bust: The Brief Life of Norplant, the Contraceptive Implant." *Journal of Women's History* 22 (Fall 2010): 88–111.

Watkins, Elizabeth Siegel. *On the Pill: A Social History of Oral Contraceptives, 1950–1970*. Baltimore: Johns Hopkins University Press, 2011.

Weschler, Toni. *Taking Charge of Your Fertility: The Definitive Guide to Natural Birth Control, Pregnancy Achievement, and Reproductive Health*. Rev. ed. New York: HarperCollins, 2002.

Wierzbicki, Kaye. "A Cup of Pennyroyal Tea." Accessed April 7, 2019. http://the-toast.net/2015/05/27/a-cup-of-pennyroyal-tea.

Wilcox, Joyce. "The Face of Women's Health: Helen Rodrigues-Trías." *American Journal of Public Health* 92 (April 2002): 566–569.

Williams, Daniel K. *Defenders of the Unborn: The Pro-Life Movement before* Roe v. Wade. New York: Oxford University Press, 2016.

Williams, Rebecca Jane. "Storming the Citadels of Poverty: Family Planning under the Emergency in India, 1975–1977." *Journal of Asian Studies* 73 (May 2014): 471–492.

Women of African Descent for Reproductive Justice. "Black Women on Universal Health Care Reform." Accessed April 7, 2019. https://bwrj.wordpress.com/

category/wadrj-on-health-care-reform.

World Health Organization. "Ensuring Human Rights in the Provision of Contraceptive Information and Services: Guidance and Recommendations." Accessed April 7, 2019. http://apps.who.int/iris/bitstream/handle/10665/102539/9789241506748_eng.pdf.

World Health Organization. "Quality of Care in Contraceptive Information and Services, Based on Human Rights Standards: A Checklist for Health Care Providers." Accessed April 7, 2019. http://apps.who.int/iris/bitstream/handle/10665/254826/9789241512091-eng.pdf.

Woycke, James. *Birth Control in Germany, 1871–1933*. London: Routledge, 1988.

Wyndham, Diana. *Norman Haire and the Study of Sex*. Sydney: University of Sydney Press, 2012. Kindle.

Wynn, L. L., and Angel M. Foster. "The Birth of a Global Reproductive Health Technology: An Introduction to the Journey of Emergency Contraception." In *Emergency Contraception: The Story of a Global Reproductive Health Technology*, edited by Angel M. Foster and L. L. Wynn, 1–17. New York: Palgrave Macmillan, 2012.

Yoshida, Honami, Haruka Sakamoto, Asuka Leslie, Osamu Takahashi, Satoshi Tsuboi, and Kunio Kitamura. "Contraception in Japan: Current Trends." *Contraception* 93 (June 2016): 475–477.

Zitzmann, Michael J., J. Rohayem, J. Raidt, S. Kliesch, N. Kumar, R. Sitruk-Ware, and E. Nieschlag. "Impact of Various Progestins with or without Transdermal Testosterone on Gonadotropin Levels for Non-Invasive Hormonal Male Contraception: A Randomized Clinical Trial." *Andrology* 5 (May 2017): 516–526.

· 延伸阅读

Ahluwalia, Sanjam. *Reproductive Restraints: Birth Control in India, 1877–1947*. Urbana: University of Illinois Press, 2008.

Brodie, Janet Farrell. *Contraception and Abortion in Nineteenth-Century America*. 1994; Ithaca: Cornell University Press, 1997.

Himes, Norman E. *Medical History of Contraception*. 1936; New York: Schocken Books, 1970.

López, Raúl Necochea. *A History of Family Planning in Twentieth-Century Peru*. Chapel Hill: University of North Carolina Press, 2014.

McLaren, Angus. *A History of Contraception: From Antiquity to the Present Day*. Oxford: Basil Blackwell, 1990.

Tone, Andrea. *Devices and Desires: A History of Contraceptives in America*. New York: Hill and Wang, 2002.

· 索　引*

A

Abortifacients　堕胎药　50

Abortion pill　堕胎药　86

Abortions　堕胎

availability of　～的可获得性、可用性[①]　63, 125

contraception associated with　相关避孕措施　180

legalization of　～的合法化　63

in Soviet Bloc　～在苏联集团　75–76

Abstinence　禁欲　2, 4, 59–60, 175

Access　*See Availability of contraception*　见：“避孕措施的可获得性”

Activism　行动主义、活动　136, 140–145, 147–149, 180

AFAB　*See* Assigned female at birth　见：“出生时被指定为女性”

African Americans　非洲裔美国人　*See* Race　见：“种族”

*　索引标注页码为原书页码，即本书边码。斜体字页码表示插图页。

①　为补完语义，采用中文词典常用的“～”指代原词。

civil rights of ～的公民权利 139–141
gender divide over contraception among 在避孕问题上的性别分歧 140–141
intersectional theory advocated by ～所倡导的交叉理论 141–142, 146, 150–153
sterilization of ～的绝育 125, 140–142
Age-parity rules 年龄校验规则 127
A. H. Robins A.H.罗宾斯医疗器械公司 93–94, 183
AIDS *See* HIV/AIDS 见："艾滋病毒/艾滋病"
Allbutt, Henry A. 亨利·A.奥尔巴特 54
Amenorrhea 闭经 48
American Civil Liberties Union (ACLU) 美国公民自由联盟 127
Anal sex 肛交 55–56, 170
Anovlar 阿诺弗拉 79, 第三章注释6
Anti-hCG vaccine 抗人绒毛膜促性腺激素疫苗 166
Antiretroviral therapy (ART) 抗逆转录病毒疗法 84
Asian and Pacific Islanders for Choice 亚洲和太平洋岛民的选择 147
Asian Communities for Reproductive Justice 亚洲生育公正共同体 136
Assigned female at birth (AFAB) 出生时被指定为女性 159, 161
Association for Voluntary Sterilization 自愿绝育协会 127
Austria, availability of contraception in 奥地利避孕措施的可获得性 23
Availability of contraception 避孕措施的可获得性
Condoms 安全套 40–45, 106, 109–112
conscience clauses as factor in 良心条款作为～的一个因素 86, 175

diaphragms and cervical caps 隔膜和宫颈帽 19, 22–23, 26–27
to diverse populations 向不同人群（提供）～ 157–165
ease and prevalence of ～的便利性和普遍性 11, 153–154, 177–181
factors in ～中的因素 16–17, 158
hormonal pill 激素药片/丸 72–73
to the poor 给穷人的～ 12, 22, 23, 25, 37, 177
sponges 海绵 115–116
to the wealthy 给富人的～ 27, 37
Avery, Byllye Y. 毕利·Y.艾弗里 142

B

Baker, John Rendell 约翰·伦德尔·贝克 33
Bariatric surgeries 减肥手术 162, 164
Barrier methods 屏障方法
condoms 安全套 33–45, 103–112
diaphragms, cervical caps, and female condoms 隔膜、宫颈帽和女用安全套 17–27, 96–102
Barrier methods (cont.) 屏障方法
IUDs 宫内节育器 46–48, 92–96
Sponges 海绵 28–29, 115–116
Barr Laboratories 巴尔公司 86
Bayer 拜耳公司 129, 177
Beecham-Massengill Pharmaceuticals 比彻姆–马森吉尔制药公司 116
Bell, Carrie 凯莉·贝尔 61

Besant, Annie 安妮·贝赞特 28
Bikini Condom 比基尼安全套 101
Bimek, Clemens 克莱门斯·比梅克 170
Bimek SLV 比梅克 SLV 158, 170–171
Birth control, defined 生育控制（节育） 183
Birth control clinics 节育诊所 3, 4–5
Birth Control Investigation Committee (England) 节育调查委员会（英国） 46–47
Black Women's Health Imperative 黑人女性健康要务 142
Boston Women's Health Book Collective 波士顿女性健康图书合作组 96
Bradlaugh, Charles 查尔斯·布雷德洛 28
Brahmacharya (control of lustful desires) 梵行（控制欲望） 59–60
Breastfeeding 母乳喂养 54
Britain 不列颠 *See* United Kingdom 见："英国"
British Anti-Apartheid Movement 英国反种族隔离运动 83
British Eugenic Society 英国优生协会 62
Brownsville Clinic, Brooklyn, New York 纽约布鲁克林布朗斯维尔诊所 19
Buck v. Bell (1927) 巴克诉贝尔案（1927年） 61, 62

C

Camouflage technology 伪装技术 9, 175, 183
Camp, Sharon 莎朗·坎普 86
Campaign for Women's Health 促进女性健康运动 147
Caribbean 加勒比地区

homemade contraceptives in ～的自制避孕药具 31, 49
timing methods used in ～的择时避孕方法 56
Casti connubii (*On Christian Marriage*) 《论基督徒的婚姻》 58, 183
Catholic Church 天主教堂 *See* Roman Catholic Church 见:“罗马天主教堂”
Caya diaphragm 卡亚隔膜 100
Cervical caps 宫颈帽 13, 17, 22–23, 25, 27, 36, 96–99, *98*, 183 *See also* Diaphragms 亦见:“隔膜”
C-Film C膜 114
Chang, Min-Chueh 张民觉 69
Children Requiring a Caring Kommunity (CRACK) 需要关爱的儿童共同体 142
China, sterilization in 中国的绝育 124
Choice, in reproductive decisions 在生育决策中的选择 149–153
Civil rights 公民权利 139–141
Class 阶级 *See* Poor people; Wealthy people 见:“穷人”;“富人”
Clinton, Bill 比尔·克林顿 148
Coitus interruptus 中断性交 56
Coitus obstructus 阻塞性交 55
Coitus reservatus 含蓄性交 54
Coitus saxonicus 萨克森性交 55
Colombia, sterilization in 哥伦比亚的绝育措施 128
Commission on Information and Accountability for Women's and Children's Health 女性和儿童健康信息和问责制委员会 178
Committee for Abortion Rights and against Sterilization Abuse 堕胎权利和反

对绝育滥用委员会　145
Committee on Women, Population, and the Environment　女性、人口和环境委员会　142
Committee to End Sterilization Abuse　终止绝育滥用委员会　145
Comstock Act (United States)　《康斯托克法》（美国）　2, 19, 38, 43, 183
Conceivable　122
Condoms　安全套　22, 38–45, 103–112
availability of　~的可获得性　40–45, 106, 109–112
black market for　~的黑市　38–40
disease-prevention role of　~的疾病预防作用　79, 103, 106
early examples of　~的早期例子 38
female　女性　100–101, *102*, 111
in Ireland　~在爱尔兰　106–109
in Japan　~在日本　103, 105–106
meanings associated with　~的相关含义　38, 110
production of　~的生产　40–41, 43, 45, 105
sales outlets for　~的销售点　41, *42*, 43
in Uganda　~在乌干达　109–112
Condom Sense (Ireland)　安全套意识（爱尔兰）　108
Conscience clauses　良心条款　86, 175
Contraception, defined　确定的避孕措施　183
Contraceptive Action Programme (Ireland)　避孕行动方案（爱尔兰）　108
Contraceptive Research and Development (CONRAD)　避孕药具研究与发展部　168

Contraceptive vaccines 避孕疫苗 165–169

Cooper, Diana 戴安娜·库珀 84

Cooper, James 詹姆斯·库珀 37

Criminal Law Amendment Act (Ireland) 《刑法修正案》(爱尔兰) 2, 106

Cuba 古巴

hormonal pill in ～的激素药片/丸 75–76

IUDs in ～的宫内节育器 92

CU-7 Intrauterine Copper Contraceptive 铜制T型宫内节育器 94, 95

Czechoslovakia 捷克斯洛伐克

hormonal pill in ～的激素药片/丸 76

timing methods used in ～的择时避孕方法 55, 58

D

Dalkon Shield 达康盾 81, 93–94, 130, 183

Davis, Hugh J. 休·J.戴维斯 93, 183

Daysy 122

D. C. Women's Liberation group 华盛顿哥伦比亚特区女性解放组织 74

Delfen Cream 德芬乳霜 113

Denmark, sterilization in 丹麦的绝育 62

Depo-Provera 甲羟孕酮避孕针 12, 67, 70, 79–83, 150

DES *See* Diethylstilbestrol 见:“己烯雌酚”

DeWitt's Hygienic Powder 德威特卫生粉 *30*

Diaphragms 隔膜 17–27, *24*, 99–100

availability of ～的可获得性 19, 22–23, 26–27

early examples of　～的早期例子　17–19
as pill alternative　作为避孕药的替代　96
shortcomings of　～的缺点　24–26, 37
spermicides paired with　搭配的杀精剂　25, 27–29, 36, 100
Dickinson, Robert Latou　罗伯特·拉图·迪金森　24, 36, 47, 55–56
Diethylstilbestrol (DES)　己烯雌酚　81, 85
Disabilities　残疾
birth control policies aimed at　针对～的节育政策　9, 12, 60, 62–63
reproductive rights of people with　～的生育权利　63
Djerassi, Carl　卡尔·杰拉西　68–69
Doe v. Bolton (1973)　多伊诉博尔顿案（1973年）　128
Douches　冲洗液　9, 28–29, *30*, 31, 32, 33, 116
Duponol　杜波诺　33
Durafoam　杜拉法姆　33
Durex　杜蕾斯　41
Dutch cap　荷兰帽　19　*See also* Cervical caps　亦见:“宫颈帽”
Dutch Neo-Malthusian League　荷兰新马尔萨斯联盟　19

E

Eastern Bloc, use of the pill in　东欧国家的避孕药使用　74–78
Eisenstadt v. Baird (1972)　艾森施塔特诉贝尔德案（1972年）　第五章注释37
Ejaculation　射精　54–55, 58, 171
Ella　艾拉　164
Emergency (India, 1975–1977)　紧急状态（印度，1975—1977年）　3, 125–126

Emergency contraception 紧急避孕 85–86, 164

Emko Foam 伊莫可泡沫 112, 113, *114*

Emmenagogues 通经剂 48–51, 184

England 英格兰 *See* United Kingdom 见："英国"

Enovid 伊诺维德 69–70, 80, 184

Ergot Aseptic advertisement 麦角无菌剂广告 *52–53*

Essure 伊修尔 129

Estonian Physician (journal) 《爱沙尼亚医生》(期刊) 33

Estrogen 雌激素 70, 76, 81, 85, 87, 161

Ethics 伦理 112

Ethinyl estradiol 炔雌醇 85

Eugenics 优生学 1, 9, 12, 16, 60–62

European Court of Human Rights 欧洲人权法院 161

F

Falope ring 法洛普环 129

Family Planning Association (Zimbabwe) 计划生育协会（津巴布韦） 78–79

Family Planning Services (Ireland) 计划生育服务（爱尔兰） 108

FC2 101, *102*

FDA *See* US Food and Drug Administration 见："美国食品药品监督管理局"

Female condoms 女用安全套 100–101, *102*, 111

Female Health Company 女性健康公司 101

FemCap 女用杯 99 *See also* Cervical caps 亦见："宫颈帽"

Feminism, intersectional 交叉女性主义 141–146, 150–156

Feminist health movement　女性主义健康运动　12, 74, 81, 86, 97
Feminist technology　女性主义技术　6
Feminist Women's Health Center (Atlanta, Georgia)　女性主义女性健康中心（佐治亚州亚特兰大市）　99
Feminist Women's Health Network (FWHN)　女性主义女性健康网络　97, 99, 149
Fertility awareness method (FAM)　生育意识方法　121–122　*See also* Natural family planning (NFP)　亦见："自然计划生育"
Fertility timing　生育计时　8, 120–122
Filshie clip　菲尔希夹　128–129
Finland, sterilization in　芬兰的绝育　62–63
Flavor-Cept　风味概念　115
Food and Drug Act (United States)　《食品与药品法案》（美国）　45
Forward Together　共同前进　136
French Pessaire Womb Supporter　法国佩塞尔品牌的子宫托　*18*
Fromm, Julius　朱利叶斯・弗洛姆　40–41, 43
Fromm's Act　弗洛姆行动　40
Fujimori, Alberto　阿尔韦托・藤森　126–127
FWHN　*See* Feminist Women's Health Network　见"女性主义女性健康网络"

G

Gamble, Clarence　克拉伦斯・甘布尔　105
Gandhi, Indira　英迪拉・甘地　125–126
Gandhi, Mahatma　圣雄甘地　59–60

G. D. Searle　G. D.西尔列公司　68–69, 94

Gedeon Richter　吉瑞医药　86

Gender relationships　性别关系

African-American attitudes toward contraception　非裔美国人对避孕的态度　140–141

hormonal contraception's effect on　激素避孕对～的影响　76, 79

overview of　～的概述　6–7, 174–175

Germany　德国

availability of contraception in　～避孕措施的可获得性　23

homemade contraceptives in　～的自制避孕药具　48–49

legislation on contraception in　～有关避孕的立法　40–41

military regulation of contraceptives in　～避孕药具的军事管制　43

sterilization in　～的绝育　61, 62

timing methods used in　～的择时避孕方法　55

Gladman, George J.　乔治·J.格拉德曼　46

Glow　122

Gräfenberg, Ernst　恩斯特·格拉芬博格　46–47

Gräfenberg ring　格拉芬博格环　46–47, 184

Griswold v. Connecticut (1965)　格里斯沃尔德诉康涅狄格州案（1965年）150

H

Haire, Norman　诺曼·海尔　22, 46, 62

Hamer, Fannie Lou　法尼·罗·哈默　140

Hathaway v. Worcester City Hospital (1973) 哈撒韦诉伍斯特市医院案（1973年） 127
HCG hormone 人绒毛膜促性腺激素 166
Health and Family Planning Act (Ireland) 《卫生和计划生育法》(爱尔兰) 106
Health effects 健康影响
contraceptive vaccines 避孕疫苗 166, 168
Depo-Provera 甲羟孕酮避孕针 80–83
DES 己烯雌酚 85
gender inequalities in responses to 在应对～方面的性别不平等 168–169
herbs 草药 117
hormonal contraception 激素避孕 69, 73–76, 80–83, 85, 154
IUDs 宫内节育器 47, 93–94
pill for men 男用避孕药 87
pill for women 女用避孕药 69, 73–76, 80
spermicidal products 杀精剂产品 29, 33, 115
sterilization techniques 绝育技术 129–130
Health Security Act (United States) 《健康保障法案》(美国) 148
Heat, as contraceptive method 作为避孕方法的加热 117–118
Herbs 草药 48–51, 78, 117
Hessel, Lasse 拉斯·赫塞尔 101
Himes, Norman 诺曼·希姆斯 56
HIV/AIDS 艾滋病毒/艾滋病 83–84, 103, 106, 109–110, 115
Holland-Rantos Company 荷兰兰托斯公司 22

Hollweg (German doctor) 霍尔维格医生 46
Homemade contraceptives 自制避孕药具 29, 31, 48–51
Homosexual sex 同性恋性行为 55–56
Hormonal contraception 激素避孕 65–89 *See also* Depo-Provera; Hormonal pill 亦见:“甲羟孕酮避孕针”“激素药片/丸”
discovery of ～的发现 67–70
emergency 紧急（避孕） 85–86, 164
impact of ～的影响 65–67, 70–84, 89
for men 男用～ 87–88
overweight/obese individuals and 超重/肥胖个体和～ 162, 164
side effects of ～的副作用 69, 73–76, 80–83, 85
in South Africa ～在南非 82–84
in Soviet Bloc ～在苏联集团 74–78
transgender individuals and 跨性别个体和～ 159
in United States ～在美国 72–74, 80–82, 85–86
vaccines for 给～用的疫苗 167–168
in Zimbabwe ～在津巴布韦 78–79
Hormonal pill (the pill) 激素药片/丸（避孕药）
availability of ～的可获得性 72–73
defined 确定的～ 184
discovery of ～的发现 68–70
dispenser for 注射的～ *71*
exposé of ～的揭露 73–74
impact of ～的影响 70–79

in Japan ～在日本 105–106
men's version of 男用版本的～ 87–88
Roman Catholic Church and 罗马天主教会和～ 119–120
side effects of ～的副作用 69, 73–76, 80
How-Martyn, Edith 伊迪丝·豪-马丁 23
Hulka-Clemens clip 胡尔卡-克莱门斯夹 129
Humanae vitae (*On Human Life*) 《人类生命》 119–120, 184
Human rights 人类权利 3, 13, 63, 127, 138–139, 178

I
Illinois Pro-Choice Alliance 伊利诺伊州支持堕胎合法化联盟 148
Immunocontraception 免疫避孕 167
India 印度
abstinence in ～的禁欲 59–60
availability of contraception in ～的避孕措施可获得性 23, 33
homemade contraceptives in ～的自制避孕药具 31
sterilization in ～的绝育手术 3, 59–60, 126
Indiana, sterilization in 印第安纳州的绝育 61
Inter-American Court of Human Rights 美洲人权法院 127
International Conference on Population and Development 国际人口与发展会议 147, 178
International Consortium of Emergency Contraception 国际紧急避孕联合会 86
International Planned Parenthood Federation (IPPF) 国际计划生育联合会 81, 83 *See also* Planned Parenthood (PP) 亦见:"美国计划生育协会"

Intersectional feminism　多元交叉女性主义　141–146, 150–156
Intrauterine devices (IUDs)　宫内节育器　*95*
　advantages of　～的优点　46
　in Cuba　～在古巴　92
　defined　确定的～　184
　disadvantages of　～的缺点　47
　in Eastern Bloc　～在东欧集团　75, 76
　health problems from　来自～的健康问题　93–94
　history of　～的历史　46–47
　in Japan　～在日本　105
　overweight/obese individuals and　超重/肥胖个体和～　162, 164
　population control and　人口控制和～　92–93
　transgender individuals and　跨性别个体和～　159
　in United States　～在美国　93–94
Investigational device exemption (IDE)　研究性器械豁免　98
International Planned Parenthood Federation (IPPF)　国际计划生育联合会　81, 83　*See also* Planned Parenthood (PP)　亦见:"美国计划生育协会"
Ireland　爱尔兰
　condom use in　～的安全套使用　106–109
　legislation on contraception in　～的避孕立法　2, 106, 108–109
Irish Family Planning Association　爱尔兰计划生育协会　108
Irish Women's Liberation Movement　爱尔兰女性解放运动　106, 108
IUDs　宫内节育器　*See* Intrauterine devices　见:"宫内节育器"

J

Jacobs, Aletta 阿莱塔·雅各布斯 4–5, 18–19

Jamaican Birth Control League 牙买加节育联盟 31

Japan 日本

availability of contraception in ～的避孕措施可获得性 23

condom use in ～的安全套使用 43, 103, 105–106

hormonal pill in ～的激素药片/丸 105–106

legislation on contraception in ～的避孕立法 103

military regulation of contraceptives in ～的避孕药具军事管制 43

Järnfelt, Arvid 阿维德·杰尔内费尔特 59

Jeneen douche 杰妮恩冲洗剂 116

Jewett, Sarah Orne, *The Country of Pointed Firs* 萨拉·奥恩·朱伊特:《针枞之乡》 50

Johnson, Virginia E. 弗吉尼亚·E.约翰逊 113

K

Khanna Study 可汗研究 33

Knaus, Hermann 赫尔曼·克瑙斯 54

Knowlton, Charles 查尔斯·诺尔顿 28

Koya, Yoshio 古矢义夫 105

Kyūsaku, Ogino 荻野久作 54

L

Lamberts Dalston Ltd. 兰伯茨·道尔斯顿有限公司 22, 97–98, 99

Landázuri, Juan 胡安·兰达苏里 119–120

Laparoscopic techniques 腹腔镜技术 125, 128

Latex 乳胶 45

Latinos/as, sterilization of 拉丁裔美国人的绝育 143

Lawrence, Kansas, use of the pill in 堪萨斯州劳伦斯市的避孕药使用 72–74

Law to Combat Venereal Diseases (Germany) 《防治性病法》(德国) 40

Lea's Shield 莱亚之盾 99–100

Legal issues 法律问题 83

national laws 国家法律 16, 19, 40–41, 43, 45, 95–97, 103, 106, 108–109, 161

problems faced by contraception advocates 避孕倡导者面临的问题 19, 22, 26–28

sterilization legislation 绝育立法 61–63

transgender individuals 跨性别个体 161

Lerner, Irwin 欧文・勒纳 183

Leunbach, Jonathan H. 乔纳森・H. 伦巴赫 47

Levine, June 琼・莱文 26–27

Levonorgestrel 左炔诺孕酮 85, 94, 164

Lippes, Jack 杰克・利佩斯 93

London Rubber Company 伦敦橡胶公司 41

Long-acting reversible contraceptives (LARCs) 长效可逆避孕药 82, 85, 154

Los Angeles County Hospital 洛杉矶县医院 143

Louis-Dreyfus, Julia 茱莉亚・路易斯–德瑞弗斯 115

Lysol 来苏 29, 31

M

Male pill 男性避孕药 87–88

Malthus, Thomas Robert　托马斯·罗伯特·马尔萨斯　15
Margulies, Lazar　拉扎尔·马古利斯　93
Massengill douche　马森吉尔冲洗剂　116
Masters, William H.　威廉·H.马斯特斯　113
Masturbation　手淫　55–56, 61, 113
May, Elaine Tyler　伊莱恩·泰勒·梅　88
Mayer Labs　梅耶实验室　116
McCarthy, Mary, *The Group*　玛丽·麦卡锡:《她们》 25–26
McCormick, Katharine　凯瑟琳·麦考密克　19, 68–69
McCormick, Stanley A.　斯坦利·A.麦考密克　68
McMullen, Matt　马特·麦克穆伦　171
Medicaid　联邦医疗补助计划　125
Medical Device Amendments　《医疗器械修正案》 95, 97
Medroxyprogesterone acetate (MPA)　醋酸甲羟孕酮　80
Mensinga, W. P. J.　W.P.J.门辛加　18–19, 184
Mensinga diaphragm　门辛加隔膜　5–6, 18–19, 184
Merz, Friedrich　弗里德里希·梅尔茨　36
Mexican Americans, sterilization of　墨西哥裔美国人的绝育手术　140, 143　*See also* Race　亦见:“种族”
Military, regulation of contraceptives by　避孕药具军事管制　43
Millennium Development Goals　《联合国千年发展目标》 178
Mirena　曼月乐　94
Modern era of contraception　现代避孕时代　4–5
Morning-after pill　事后避孕药　85–86

Morton-Norwich Products 莫顿-诺威奇产品公司 116
Ms. Foundation for Women 女性基金会 148
Museveni, Yoweri and Janet 韦里·穆塞韦尼和珍妮特·穆塞韦尼 109

N

Namibia, availability of contraception in 纳米比亚的避孕措施可获得性 23
National Black Women's Health Project (NBWHP) 全美黑人女性健康项目 142, 147
National Committee on Maternal Health (United States) 美国国家产妇健康委员会 113
National Conference on Women of Color and Reproductive Rights 全美有色人种女性和生育权利会议 142
National Institute of Child Health and Human Development 美国国家儿童健康和人类发育研究所 98
National Institute of Public Health (Japan) 国家公共卫生研究所（日本） 103, 105
National Organization for Women (NOW) 全国女性组织 141
National Women's Health Network (NWHN) 全国女性健康网络 81
Native American women, sterilization of 美国原住民女性的绝育 125 *See also* Race 亦见："种族"
Native American Women's Health Education Resource Center 美国原住民女性健康教育资源中心 125, 147
Natural Cycles 8, 122
Natural family planning (NFP) 自然计划生育 119–121, 185 *See also* Fertility

awareness method (FAM); Rhythm method 亦见:“生育意识方法”;“安全期避孕法”
NBWHP *See* National Black Women's Health Project 见:“全美黑人女性健康项目”
Nelson, Gaylord 盖洛德·纳尔逊 74
Neo-Malthusianism 新马尔萨斯主义 15–16
NFP *See* Natural family planning 见:“自然计划生育法”
Nonhormonal contraception 非激素避孕
Condoms 安全套 38–45, 103–112
diaphragms, cervical caps, and female condoms 隔膜、宫颈帽和女用安全套 17–27, 96–102
heat 高温法 117–118
herbs 草药法 48–51, 117
IUDs 宫内节育器 46–48, 92–96
after the pill 避孕药出现之后 91–131
before the pill 避孕药出现之前 15–64
rationales for ～的理论依据 8
spermicides, sponges, suppositories, and douches 杀精剂、海绵、栓剂和冲洗剂 27–38, 112–116
sterilization 绝育 60–63, 124–130
timing methods 择时法 51, 54–60, 118–124
Nonoxynol-9 壬苯醇醚-9 37, 112, 115
Norway 挪威
sterilization in ～的绝育 62

timing methods used in ～采用的择时避孕法 56
Nova Corporation 诺瓦公司 115
Nuremberg Trials 纽伦堡审判 62
NWHN *See* National Women's Health Network 见："全国女性健康网络"

O

Obese individuals 肥胖个体 162–165
Occlusive pessaries 闭塞式子宫托 18, 20–21 *See also* Diaphragms; Pessaries 亦见："隔膜"；"子宫托"
Oneida community 奥奈达公社 54
120 rule 120规则 127
Oral sex 口交 56, 115, 170
Orgasm 高潮 55
Ortho 奥多制药公司 37
Ortho-Gynol diaphragm set 奥多-吉诺尔隔膜套装 24
Ortho-Novum Pharmaceutical "Dialpak" 奥多-诺瓦姆制药公司的顺应性包装 71
Our Bodies, Ourselves (Boston Women's Health Book Collective) 《我们的身体，我们自己》(波士顿女性健康图书合作组) 96–97, 142
Outercourse 非性交性快感/体外性交 158, 169–170
OvaCue 122
Overweight individuals 超重个体 162–165
Ovral 炔雌醇 85

P

Paragard 帕拉加德 94

Parke, Davis 戴维·斯帕克 51

Patentex 凝胶 36

Paul VI (pope), *Humanae vitae* 教皇保罗六世:《人类生命》通谕 119–120, 184

Pennyroyal 胡薄荷 48–51

Peru, sterilization in 秘鲁的绝育 126–127

Pessaries 子宫托 17–18, 18, 20–21, 46 *See also* Diaphragms 亦见:"隔膜"

Phadke, N. S., N.S.帕德克 60

Pharmaceutical companies 制药公司

and access to contraception ～和获得避孕药具的机会 178

and herbal remedies ～和草药疗法 51

and hormonal contraception ～和激素避孕 12, 68, 80, 85, 87

and male pill ～和男用避孕药 87

and spermicides ～和杀精剂 33, 37

Pharmaceutical Law (Japan) 《药事法》(日本) 103

Pill, the 避孕药 *See* Hormonal pill 见:"激素避孕药"

Pillay, A. P. A.P.皮莱 60

Pincus, Gregory 格雷戈里·平卡斯 68–69

Pius XI, Pope, *Casti connubii* 教皇庇护十一世:《论基督徒的婚姻》通谕 58

Pius XII, Pope 教皇庇护十一世 58

Plan B B计划 86, 164

Planned Parenthood (PP) 美国计划生育协会 149, 169–170 *See also*

International Planned Parenthood Federation (IPPF) 亦见:“国际计划生育联合会”

Pontifical Commission on Population, Family, and Birth 人口、家庭和生育教宗委员会 118–119

Poor people 穷人

availability of contraception to ～获得避孕药具的能力 12, 22, 23, 25, 37, 177

birth control policies aimed at 针对～的节育政策 9, 12, 22

homemade contraceptives used by ～用的自制避孕药具 29, 31

Population control 人口控制

Depo-Provera for 为了～(注射)甲羟孕酮避孕针 12

forced contraception for 为了～的强制避孕 3

IUDs as means to 宫内节育器作为～的一种方法 92–93

nineteenth-century notion of 19世纪的～观念 16

state interests in ～的国家利益 177

sterilization as means to 绝育作为～的一种方法 3, 60, 126

Population Council 人口理事会 33, 92–94, 105, 166

Positive checks 积极抑制 15–16

Postimplant syndrome 植入后综合症 130

Powders 粉剂 *30*, 33, 36

Power relationships 权力关系

hormonal contraception's effect on 激素避孕药对于～的影响 76, 79

overview of ～的概述 6–7, 174–175

reproductive justice and 生育公正和～ 139

standpoint theory and 立场理论和～ 146

PP *See* Planned Parenthood 见:“美国计划生育协会”

Pre-ejaculate 预射精液 169–170

Prentif (Company) 普雷尼夫公司 23

Prentif Cavity Rim Cervical Cap 普雷尼夫腔缘宫颈帽 98, 99

Preventative checks 预防抑制 15–16

Privacy rights 隐私权 150–153

Progesterone 孕酮 69, 76, 80, 87, 164

Progestin 孕酮 70, 80, 85, 87, 162

Progestogen 孕激素 167

Project Prevention 预防项目 142

Prostitution 卖淫

condoms associated with 与～相关的安全套 38

decriminalization of ～的非刑事化 40

oral sex associated with 与～相关的口交 56

Prussian Police Ordinance on Trade with Poisonous Substances (Germany) 《普鲁士警方有毒物质贸易条例》(德国) 51

Puerto Ricans, sterilization of 波多黎各的绝育 140, 143 *See also* Race 亦见:“种族”

Q

Queer People of Color Caucus 酷儿有色人种核心小组 155

R

Race, birth control policies based on 基于种族的计划生育政策 12, 60, 83, 140–145 *See also* African Americans; Mexican Americans; Native American women; Puerto Ricans 亦见："非裔美国人"；"墨西哥裔美国人"；"美国原住民女性"；"波多黎各人"

Ramses condoms box 拉美西斯安全套盒 39

Ramses diaphragm-fitting kit 拉美西斯隔膜安装套件 26

RealDoll 真人娃娃 171

Religious views on contraception 宗教对避孕的观点 2, 8, 25, 64, 72, 121, 124, 128, 175, 180 *See also* Roman Catholic Church 亦见："罗马天主教会"

Rendell, Walter 沃尔特·伦德尔 29

Reproductive health 生殖健康

contraception and 避孕和～ 95–96

national commitments to 对～的国家承诺 82–83, 136

reproductive justice in relation to 涉及～的生育公正 134–136

women's clinics and 女性诊所和～ 97

Reproductive immunology 生殖免疫学 166

Reproductive justice and rights 生育公正和权利 133–156

activism for 为～的行动主义 136, 140, 147–149

choice as emphasis of 作为～重点的选择 149–153

civil rights and 公民权利和～ 139–141

defined 确定的～ 137, 185

disabilities and 残疾和～ 63

as evaluative framework ～作为评估框架 6, 13, 133–134, 149–155

history of ～的历史 133, 138–146, 148–149

human rights and 人权和～ 138–139, 178

intersectional theories and 交叉理论和～ 141–146, 150–156

national commitments to　对～的国家承诺　3, 139
obstacles to　～的障碍　136, 177, 180
principles of　～的原则　6, 13, 133, 134–135, 154–155
reproductive health in relation to　和～有关的生殖健康　134–136
sterilization subject to　须符～的绝育　127–128
theoretical roots of　～的理论根基　145–146
transgender issues and　跨性别问题和～　155–156
Research issues　研究问题　112–114, 168–169
Rhodesia　罗得西亚　*See* Zimbabwe　见："津巴布韦"
Rhythm method　安全期避孕法　58, 119, 120　*See also* Natural family planning (NFP)　亦见："自然计划生育"
Rice-Wray, Edris　埃德里斯·赖斯－雷　69, 80
Richter (German doctor)　里希特（德国医生）　46
Roberts, Dorothy E.　多萝西·E.罗伯茨　143
Robots　机器人　*See* Sex toys/dolls/robots　见："性玩具/玩偶/机器人"
Rock, John　约翰·洛克　69, 118
Rockefeller Foundation　洛克菲勒基金会　33
Rodriguez, Luz　卢斯·罗德里格斯　148
Rodríguez-Trías, Helen　海伦·罗德里格斯－特里亚斯　145
Roe v. Wade (1973)　罗诉韦德案（1973年）　128
Roman Catholic Church　罗马天主教会
and the pill　～和避孕药　119–120
prohibition of contraception by　～禁止避孕的方法　2, 58, 106, 119, 128
timing method endorsed by　～认可的择时避孕法　2, 13, 118–121

on withdrawal method ～关于中断性交的方法 58

Ross, Loretta 洛瑞塔·罗斯 133, 136, 139, 142, 145–146, 151, 153, 155–156

Rout, Ettie 埃蒂·罗特 47, 56, 62

RU-486 米非司酮 86

Rubber goods manufacturers 橡胶制品制造商 22 *See also* London Rubber Company; Schmid, Julius 亦见:"伦敦橡胶公司";"朱利叶斯·施密德"

Russia, and the pill 俄罗斯和避孕药 75–76

Russo-Japanese War 日俄战争 43

Rutgers, Johannes 约翰内斯·罗格斯 19

S

Sanger, Margaret 玛格丽特·桑格 5, 19, 22, 23, 29, 31, 33, 37, 59, 68

Family Limitation 《家庭节育》 31

Satterthwaite, Penny 潘妮·萨特思韦特 69, 80

Schering AG 先灵制药公司 第三章注释 6

Schilling, Lee H. 李·H.席林 85

Schmid, Julius 朱利叶斯·施密德 22, *26*, 39–40

Seaman, Barbara, *The Doctor's Case against the Pill* 芭芭拉·西曼《医生反对避孕药的案例》 73–74, 93, 96–97

Seinfeld (television show) 《宋飞正传》(电视剧) 115

Semen 精液 169–171

Serbia, use of the pill or IUD in 塞尔维亚的避孕药或宫内节育器使用 76

Sex toys/dolls/robots 性玩具/玩偶/机器人 158, 171–174

Sexual desire/satisfaction 性欲望/满足

control of ～的控制 59–60

frustration of, by contraceptive devices 避孕器械带来的挫败感 27
lack of consideration for 未及考虑到～ 16
technological approaches to 对～的技术方法 169–174
Sexual Hygiene (magazine) 《性卫生》(杂志) 23
Sexually transmitted infections (STIs) 性传播感染 79, 95, 109, 115, 170
Sexual positions 体位 54–56
Sharp, Harry C. 哈里·C.夏普 61
Shona people 修纳人 78–79
Silastic ring 硅橡胶环 129
Singh, Karan 卡兰·辛格 126
SisterSong Collective for Reproductive Justice 姐妹之歌生育公正共同体 147, 148–149, 153, 155
Slee, J. Noah J.诺亚·斯利 22
Smartphones 智能手机 122–124
Smith's Contab Contraceptive Foam Tablets 史密斯–斯坦尼斯特里特公司的康塔博避孕泡沫药片 34
Solinger, Rickie 里奇·索林格尔 133, 139, 145, 151, 153, 155–156
South Africa 南非
availability of contraception in ～的避孕药具可获得性 23
homemade contraceptives in ～的自制避孕药具 49
hormonal contraception in ～的激素避孕药 70, 82–84
Soviet Bloc, use of the pill in 苏联集团的避孕药使用 74–78
Spermet contraceptive tablets 斯佩尔梅特避孕药片 35
Spermicides 杀精剂 23, 25, 28, 33, 36–37, 78, 100, 112–115, 185

Speton 斯佩顿 33

Sponges 海绵 28–29, 115–116

Standard Fluid Extract Ergot advertisement 标准液体提取麦角汁广告 52–53

Standpoint theory 立场理论 146

Stealthing 偷偷摘套 175

Stem pessaries 有柄子宫托 46

Sterilization 绝育

activism against 行动主义对～的反对 140–145

forced 被迫进行的～ 9, 60–63, 124–127, 130, 140–143

methods of ～的方法 60–61, 128–129

side effects of ～的副作用 129–130

targets of ～的目标 60–63, 124–127, 140–145, 161

transgender individuals and 跨性别个体和～ 161

voluntary 志愿的～ 124–125, 127–130

STIs *See* Sexually transmitted infections 见：“性传播感染”

Stockham, Alice B. 爱丽丝·B.斯托克汉 54

Stopes, Marie C. 玛丽·C. 斯托普斯 5, 22, 23, 31, 55, 58

Contraception (Birth Control) 避孕（节育） 100

Suppositories 栓剂 28–29, 31, 37, 116

Sweden, sterilization in 瑞典的绝育 62–63

Syntex 辛太克斯 68

T

Tablets 药片 33, *34, 35*, 36, 37, 78–79

Tenrei, Ōta 太田典礼 47
Testes, temperature of 睾丸的温度 117–118
Testosterone 睾酮 87–88, 159, 161
Testosterone undeconate 十一酸睾酮 167
Timing methods 择时避孕法 51, 53–60, 118–124, 175, 177
Abstinence 禁欲 59–60
fertility monitoring 生育力监测 120–122
history of ～的历史 51–54
persistence of ～的持续性 8, 118–124, 175
Roman Catholic Church's endorsement of 罗马天主教会对～的认可 2, 13, 118–121
shortcomings of ～的缺点 54, 122, 124
smartphone as aid for 智能手机作为～的辅助工具 122–124
various 各种各样的～ 54–56
withdrawal 体外射精 56–58
Today Vaginal Contraceptive Sponge 今日牌阴道避孕海绵 115, 116 *See also* Sponges 亦见："海绵"
Transgender individuals 跨性别个体 101, 155–156, 159–162

U

UDHR *See* Universal Declaration of Human Rights 见："《世界人权宣言》"
Uganda, condom use in 乌干达的安全套使用 109–112
Ulipristal acetate 醋酸乌利司他 164
United Kingdom 英国

availability of contraception in ～的避孕药具可获得性 41
homemade contraceptives in ～的自制避孕药具 49
sterilization in ～的绝育 62
timing methods used in ～使用的择时避孕法 55, 56
United Nations Commission on the Status of Women Platform for Action 联合国妇女地位委员会《行动纲领》 147–148
United Nations Population Fund 联合国人口基金 92
United Nations Secretary-General Every Woman Every Child Initiative 联合国秘书长的"每一个女性每一个儿童"倡议 178
United States 美国
availability of contraception in ～避孕药具的可获得性 8
hormonal contraception in ～的激素避孕药 72–74, 80–82, 85–86
legislation on contraception in ～的避孕立法 2, 19, 38, 43, 45, 95–97
reproductive health policies in ～的生殖健康政策 95–96
sterilization in ～的绝育 61–63, 125, 140, 143–145
timing methods used in ～的择时避孕法 55
United States v. One Package of Japanese Pessaries (1936) 美国诉一包日本子宫托案（1936年） 25
Universal Declaration of Human Rights (UDHR)《世界人权宣言》 138–139, 148
University of Southern California–Los Angeles County Medical Center 南加州大学–洛杉矶县医疗中心 143
Upjohn 普强公司 12, 80–81

US Agency for International Development (USAID) 美国国际开发署 81, 92

US Conference of Catholic Bishops 美国天主教主教协会 121

US Department of Health, Education, and Welfare 美国卫生、教育和福利部 145

US Food and Drug Administration (FDA) 美国食品药品监督管理局 8, 12, 45, 69–70, 80–81, 85, 86, 93–94, 99–101, 115, 122, 129

US National Institutes of Health (NIH) 美国国立卫生研究院 67

US National Science Foundation (NSF) 美国国家科学基金会 67

US Supreme Court 美国最高法院 150, 205n37

V

Vaccines, contraceptive 避孕疫苗 165–169

Va-Jet Aerosol Vaginal Cleanser and Deodorant Va-Jet气溶胶阴道清洗剂和除臭剂 32

Vasectomies 输精管切除术 61–62, 128

Vending machines 自动售货机 42, 43

Veru Inc. 维鲁股份有限公司 101

Vimule cap 维姆勒避孕帽 99

VLI Corporation VLI公司 115

Voegli, Marthe 玛尔特·沃伊格利 118

Voge, Cecil I. B. 塞西尔·I. B. 沃格 36

Volpar tablets 沃尔帕药片 33, 79

Vulcanization of rubber 橡胶硫化 17, 38

W

Wealthy people 富人

availability of contraception to ～获得避孕药具的能力 27, 37
reproductive choices of ～的生育选择 9
Well Woman clinics (Ireland) 女性保健诊所（爱尔兰） 108
Weschler, Toni 托尼·韦施勒 122
WHO *See* World Health Organization 见："世界卫生组织"
Wilde, Friedrich Adolph 弗里德里希·阿道夫·王尔德 17
Wisconsin Pharmacal 威斯康星制药公司 101
Withdrawal method 体外射精避孕法 2, 4, 15, 56–58, 76, 78, 175
"Women and Their Bodies" (Boston Women's Health Book Collective) 《女性和她们的身体》（波士顿女性健康图书合作组） 96–97
Women of African Descent for Reproductive Justice 非裔女性生育公正 148
Women of All Red Nations 全红族女性 125
Women of Color Coalition for Reproductive Health Rights 有色人种生育健康权利联盟 147
Women's Capital Corporation 女性资本公司 86
Worcester Foundation for Experimental Biology 伍斯特实验生物学基金会 69
World Contraception Day 世界避孕日 177
World Health Organization (WHO) 世界卫生组织 67, 81, 87, 92, 115, 117, 166, 168, 178
Wright, Helena 海伦娜·赖特 47

Y

Yuzpe, A. Albert A.阿尔伯特·尤兹佩 85, 185
Yuzpe method 尤兹佩法 85–86, 185

Z

Zero Population Growth　人口零增长协会　127

Zimbabwe, use of the pill in　津巴布韦的避孕药使用　78–79

Zonite　佐奈特　29

图书在版编目（CIP）数据

避孕简史 /（美）唐娜·J.德鲁克著；小庄译. — 北京：商务印书馆, 2023

（交界译丛）

ISBN 978 - 7 - 100 - 22076 - 7

Ⅰ. ①避…　Ⅱ. ①唐… ②小…　Ⅲ. ①避孕 — 医学史 — 世界　Ⅳ. ①R169.41-091

中国国家版本馆 CIP 数据核字（2023）第037713号

避 孕 简 史

〔美〕唐娜·J. 德鲁克　著

小　庄　译

商　务　印　书　馆　出　版

（北京王府井大街36号　邮政编码 100710）

商　务　印　书　馆　发　行

山西人民印刷有限责任公司印刷

ISBN　978 - 7 - 100 - 22076 - 7

2023年6月第1版　　　开本 787×1092　1/32

2023年6月第1次印刷　　　印张 9¼

定价：68.00元